講談社文庫

大学病院の奈落

高梨ゆき子

JN046767

講談社

プロローグ　ある男性の死

　ゴールデンウィークのただなかにあったその日、一時付き添いを離れていた家族が、急変の知らせで病院に呼び出されて駆けつけたとき、ベッドに横たわった男性は、すでに蘇生のための心臓マッサージを受けているところだった。鼻から流れ出た赤い血が、蒼白になった顔面を伝っている。

　二〇一四年五月初旬、群馬県前橋市にある群馬大学医学部附属病院（以下、群馬大学病院）のICU（集中治療室）で、入院患者の男性が息を引き取った。

　六〇歳をいくつか過ぎたばかりで、勤め先では定年を迎え、「第二の人生」を歩み始めたところで、現代日本において、天寿を全うしたというにはあまりに早い。しかし、このとき腹腔《ふくくう》内で起きた出血は、手の施しようがないほど深刻なものだった。

　死因は、「出血性ショック」。この年一月下旬に腹腔鏡を使った肝切除手術を受けてから、三ヵ月と一週間がたっていた。その間、男性は、胆汁の漏れや出血、感染による高熱といった手術後の重い合併症に苦しみ続けていた。家族にしてみれば、医師による術前の説明から、「傷が小さくて体にやさしく、回復が早い手術」を受けたはずだった。いったいなぜこのようなことになったのか。

「リスクの低い簡単な手術だったはずじゃないですか。それなのになぜ、こんなに早く亡くなることになったんですか」

「手術自体はうまくいきました。なぜこのようなことになってしまったのか、死亡の原因はわかりません」

執刀した医師からは、そういう内容の説明しか返ってこなかった。

「司法解剖はできないのですか」

親族の一人がそう尋ねた。

「こういう場合、普通しません」

執刀医は、少し動揺したように見えた。

腑に落ちない返事だったが、遺体とはいえ解剖をすれば、体をさらに傷つけることになる。男性の苦痛に満ちた三ヵ月あまりを見守ってきた家族にとって、忍びないことでもあった。

それ以上、医師を問いつめることをあきらめた家族は、容易には消せない大きな疑問を胸の内に抱えながらも、怒りにまかせ医師をなじるでもなく、怒鳴るでもなく、男性のなきがらに寄り添い、静かに病院を後にした。

重症の病人を数多く抱える大学病院で、不幸にも患者が亡くなることは、日常的な出来事に違いない。

しかし、この男性が迎えることになった、痛ましく、家族にとって理不尽としか思われない死は、のちにこの病院の、そして医療界の暗部を白日の下《もと》にさらすきっかけとなる。

目次

本文中写真提供：読売新聞社

※本文中の肩書きは原則として取材時のものです。

第1章

「死亡率12%」の衝撃

スクープ記事

〈腹腔鏡手術後8人死亡　高難度の肝切除　同一医師が執刀　群馬大病院〉

群馬大学病院（前橋市）で2011〜2014年、腹腔鏡を使う高難度の肝臓手術を受けた患者約100人のうち、少なくとも8人が死亡し、病院が院内調査委員会を設置して調べていることがわかった。8人を執刀したのはいずれも同じ医師。同病院ではこれらの手術は事前に院内の倫理審査を受ける必要があるとしているが、担当の外科は申請していなかった。

病院関係者によると、手術が行われたのは第二外科（消化器外科）。死亡した8人は60代〜80代の男女で、肝臓がんなどの治療として腹腔鏡を使う肝臓切除手術を受けた。手術と死亡の因果関係は現時点では不明だが、8人は術後に容体が悪化し、約3ヵ月以内に肝不全などで亡くなった。

事態を重く見た病院側は現在、同科肝胆膵《すい》（肝臓、胆道、膵臓）グループの全手術を停止している。

腹腔鏡を使う肝臓切除手術は、比較的実施しやすい「部分切除」などに限り、2010年4月に保険適用された。しかし、高度な技術が必要な「区域切除」などは有効性や安全性が十分に確認されていないとみなされ保険適用外だ。

同外科ではこうした保険適用外の手術を多く手がけており、8人が受けたのも同様の手術だったとみられている。これらの手術は、病院の倫理審査委員会に臨床研究として申請しなければならなかったが、第二外科は行っていなかった。

今年4月には千葉県がんセンターで、膵臓などの腹腔鏡手術を受けた患者が相次ぎ死亡していたことが明らかになり、10月時点で計11人の死亡患者について調べている。

群馬大病院の小出利一・総務課長は「倫理審査を受けずに治療したことは問題で、あってはならないことと重く受け止めている。院内で様々な側面から調べており、まとまり次第、ご遺族や社会にきちんと説明し、さらに本格的な調査をしたい」とし、執刀医については「医師個人への取材には応じられない」としている。

群馬大病院は、725の病床を持つ北関東の医療拠点。重粒子線治療など最先端の医療も導入している。

消化器がんに詳しいがん研有明病院の山口俊晴・消化器センター長の話「一般的には腹腔鏡による肝切除を受けた患者が短期間で死亡することは非常にまれだ。8人が亡くなるのはきわめて多いといえる。調査委員会は原因を究明し、再発防止に努めるべきだ」

（二〇一四年一一月一四日　読売新聞朝刊東京最終版一面）

遺族は何も知らなかった

立っているだけで汗がにじむようなあの日、群馬大学病院で不可解な手術死が続発している、という重大な情報の端緒をつかんだ。

社会部で厚生労働省を担当したことから医療の分野にかかわり始め、のちに医療部に移って臨床現場の取材を手がけるようになっていた私は、この年四月、週刊誌で報じられていた千葉県がんセンターの医療事故について強い関心を抱いていた。それは膵臓の腹腔鏡手術に関するもので、千葉県が調査を進めていた。

このとき耳にした群馬大学病院の情報は、断片的でにわかに信じがたい内容ながら、そのケースを思い起こさせた。取材を進め、いよいよ死亡した患者の遺族にたどり着いて接触してみようとしたころには、一〇月も半ばを過ぎていた。

群馬大学病院が内部調査に着手してから、すでに数ヵ月が経過していることはわかっていた。遅くとも秋口には文部科学省に大学から内々のお伺いを立てた感触もある。遺族にもすでに、病院側から連絡を入れておいてしかるべき状況だ。しかし実際には、そうはなっていなかった。

一〇月下旬に設けた急ごしらえの取材班で手分けして、最終的に八人すべての患者の遺族に接触できたが、取材に応じたのは六組。最初に接触した時点で、この六組の遺族は誰もが、まだ群馬大学病院から何の連絡も受けていないと語った。患者が亡くなって遺体の姿で退院して以来、病院側からはまったく接触がないという。このほかにも、遺族たちへの取材で、その証言にはいくつも共通点があると気づくのに時間はかからなかった。

記事を書く前日の一一月一二日午後――群馬大学病院の病院長、野島美久《よしひさ》は、病院と同じ敷地内にある臨床研究棟の教授室を突然訪ねた私たちの姿に驚き、訪問の目的を聞くやいなや表情を曇らせた。野島は、やや狼狽《ろうばい》した様子を見せたものの、しばらくすると腹をくくったとでもいうような様子で口を開いた。

「私はこれからすぐ、大学本部に行かなければならない用事があるのです」

群馬大学の本部は、医学部と附属病院がある前橋市昭和町から車で一〇分ほどの同市荒牧町に置かれている。野島は電話で事務方を呼び出し、取材に応対するよう指示を出すと、私たちを振り切るようにして足早に臨床研究棟を後にした。

取材に応じた総務課長の小出利一は、当初、肝臓の腹腔鏡手術をめぐり、この病院で起きたことについて、こちらの質問をはぐらかすようにあいまいに話をそらした。

事実関係を問いただすと、小出は、このような言葉を投げかけてきた。

「お話しするとしたら、あなたたちにするより先に亡くなった患者さんのご家族に話すべきことですよね」

病院は死亡した患者の遺族に対し、一切連絡をしていないという。どうりで誰も知らないはずである。

「ただ、病院は、八人の診療に問題がある可能性があるということで、すでに調査の俎上《そじょう》に載せているんですよね？」

「ちゃんと調べきって、伝えなければいけないタイミングで遺族にはきちんと伝えますよ、それは……」

約二時間にわたった取材で、小出は、一つ一つ突きつけられた事実を前に次第に重い口を開き、病院が把握していることについて認め始めた。その間、小出は、病院は遺族に説明して公表するつもりだった、ということを何度も口にした。

「それはいつですか。今月？」

「今月中は無理だと思いますけど。わからないですけど……。これからアポイントメントを取るんでしょうから……」

その時期となると、途端に歯切れが悪くなった――。

「大丈夫、大丈夫」と

遺族への取材から、問題の輪郭は実感を伴う形で見えつつあった。

六〇代前半の克喜さん（仮名）とその家族は、執刀医の早瀬稔（仮名）から、このような説明をされたという。

「腹腔鏡手術は、おなかに五ヵ所くらい小さい穴を開ければよいので、開腹手術のように腹部を大きく切り開くのと違って臓器が空気に触れないですから、患者さんのためにも楽だし、回復が早いですよ」

腹腔鏡手術は、腹部に数ヵ所開けた小さな切り口から細いカメラや手術器具を挿し入れ、モニター画面に映し出された体内の映像を見ながら、臓器の切除や縫合《ほうごう》をする手術である。開腹手術に比べて腹部の切開創が小さくて済み、体への負担が少ないことがメリットといわれる。手術後に残る傷痕が目立たないということも、一般の患者には大きな魅力として受け止められているかもしれない。大腸や胃の手術ではすでによく知られており、素人にも耳慣れたものになっていた。

早瀬は説明のなかで、開腹手術についても触れなかったわけではない。ただ、それは腹腔鏡手術の説明とはかなり様子が違っていた。

「開腹手術だと傷が大きくなりますので術後の痛みも強いですし、患者さんにとっては大変です。大きな傷痕も残りますしね」

克喜さんの妻は振り返った。

ている感じで」

「腹腔鏡手術のデメリットは聞きませんでした。そっちのほうがいいですよ、と勧め

医師からの説明は終始、「腹腔鏡がメインだった」と、克喜さんの息子も断言した。

克喜さんの病名は、肝門部胆管がん。胆管は、肝臓で作られた消化液の一種である胆汁が、十二指腸に流れる通り道となる。肝臓からの出口部分に当たる「肝門部」にできた胆管のがんが「肝門部胆管がん」である。手術で克喜さんのがんを取り除くには、肝臓の三分の一と胆管の一部を切り取ったうえで、消化機能を維持するために、胆管の切り口を腸とつなぎ合わせる必要がある。肝門部胆管がんは、構造が複雑な部分にできたがんで、消化器がんのなかでも手術の難易度が高いことで知られている。開腹したとしてもきわめて難しい手術であり、専門家の間で、「腹腔鏡手術を行うべきではない」という意見が大勢を占めている。にもかかわらず、克喜さんの家族は、そうした実情とはむしろ正反対の認識を持っていた。

「まだ六〇代前半で若いし、手術すれば悪いところは全部取れて、元気になりますよ」

遺族は、早瀬の前向きな言葉を記憶している。

克喜さんの妻は話した。

「先生は、主人の場合は大丈夫、大丈夫と。がんとわかってショックで落ち込んでい

た私たちに、笑顔で大丈夫ですよ、と。だから安心して手術を受けたんです」

肝門部胆管がんは、予後の悪いがんとしても知られている。早瀬は、深刻な病気におののく患者とその家族に少しでも希望を持ってもらおうと、あえて明るい言葉を選んだのかもしれない。しかし、肝門部胆管がんの手術方法として「危険」とさえ言う医師もいる腹腔鏡手術に踏み切るにしては、患者と家族に与えた認識は、現実とかけ離れている。それどころか、事実に反している、と言ってもよいかもしれない。

「低侵襲《ていしんしゅう》でリスクの低い手術を受けたはずなのに、なぜこんなに早く亡くなることになったのか」

克喜さんが亡くなったとき、家族は強い疑問を抱いた。

ほかの遺族も、自分たちの家族が受けた手術が実際どういう位置づけのものなのか、事実を聞いた様子がなかったという点で共通していた。

六〇代後半だった裕美さん（仮名）の遺族は、当時の様子をこう説明している。

「腹腔鏡のほうが、おなかを開けて切るより出血が少なく、傷口が小さくて済むというメリットがあるので、体力的にもおなかを切り開いてやるより、そっちの方向でいきたいと思います、と言われました」

裕美さんには別の持病があり、すでに数年間の闘病生活を送っていた。肝切除の手術を受けたのは、ほかのがんが肝臓に転移したためである。

「手術で悪いものを取れるなら取ったほうがいい。いまならまだ手術できます」

早瀬からは、このように提案されたと裕美さんの娘は記憶している。当時、裕美さんの病状は、それまでの闘病生活のなかで最も悪い状態だと家族には感じられた。体がだるく、神経マヒで耳が聞こえにくいうえに、目はかすみ、味もしないと訴え、座るのがやっとだった。しかし、「いまなら手術できる」という言葉に追い立てられるように、裕美さん本人も手術を願い出た。苦痛のなかで、藁《わら》にもすがる気持ちだったのだろう。家族も、弱った体で手術を受けさせることに不安を感じたものの、「お願いします」と同意したという。

裕美さんの娘は語った。

「腹腔鏡手術しか選択肢はないんじゃないかと思っていました。あのときは助けたいという一心で、お願いしますと言ってしまったんです」

ほかにも、これと似た話をした遺族がいる。

七〇代前半で亡くなった武仁さん（仮名）の妻である。

「腹腔鏡手術しかないと思っていました。ほかに手術の方法があったんですか？」

手術が腹腔鏡を使ったものだったということさえ認識していなかった遺族もいた。

術後一ヵ月余り、七〇代前半で亡くなった圭子さん（仮名）の遺族だ。

家族にことのほか愛され、慕われていた圭子さんの大病は、仲がよく、結束の固い一家にとって一大事だったに違いなかった。それなのに、圭子さんの娘たち夫婦も孫も誰一人、「腹腔鏡」という言葉さえ思い出せなかった。圭子さんの娘が保管していた手術同意書の術式名にも、「腹腔鏡」という文字はない。

患者や家族への説明では、「保険適用外で安全性や有効性が確立していない腹腔鏡手術だった」という事実が伏せられていたのではないか。遺族の証言は、インフォームド・コンセント（正しい情報提供に基づいた合意）に重大な問題があることを強く疑わせた。

先生はいつもいない

執刀医は、遺族の目にどう映っていたのか。

ある遺族の女性は、早瀬の第一印象をこのように語っている。

「優しそうでしたよ。最初にかかっていた地元の病院で、『群大にいい先生がいらっしゃる』って紹介されたんです。結構、若い感じの先生だったから、こんなに若いのにすごいのか、と思いました」

病状の説明をする様子は一生懸命な感じを与えるもので、患者や家族を不安にさせまいと、優しく穏やかに振る舞っている様子も見て取れた。「悪い印象はない」といたと思いました」

「優しい」というのは、別の遺族の女性も語っていたところである。

「やんわりと優しく説明してくれて、信用しました。最初は、ここに来られてよかったと思いました」

この女性も、第一印象はむしろよかったという。

ただし、説明の内容自体は、わかりやすいとは言い難いものだったようだ。

「言い方は全然きつくなかったし、こわくもなかった。でも、群大のすごい先生に、理路整然と、時系列で隙なくバーッと言われると、こちらは素人だし、『はい、そうですよね』と言うしかなくなってしまう」

早瀬は口調が強いわけでは決してなく、むしろものごしやわらかに、そして相手に希望を持たせるような言葉を選んでいるようだった。しかし、それが患者や家族にとって、診療への正しい理解や本当の意味での納得につながったかどうかは別問題である。

患者のほうも、わからないと思ったのなら納得できるまで質問すればいいのではないか、と言うこともできる。しかし、患者やその家族の立場からすれば、そう単純なものでもなかった。

治療について不安を抱えていた患者本人に、「先生に聞けばいいじゃない」と促したという患者の妻は、それに対するこんな返事が印象に残っている。

「聞いたってダメさ。向こうは理論的に攻めてくるから。もういやだ」

妻は、「主人の話からすると、先生のほうは丁寧に説明しているつもりでも、聞く側には難しいところがあったんだと思います。でも、質問すると、これこれこうだから、とまた専門用語で言われて、だから主人はこんなふうに感じたんでしょうね」と語った。

遺族の病院に対する認識には、この地域独特の共通点がある。

「私たちから見ると、群大といえば最先端の病院」

なかには、そう表現する人がいた。地元の一般住民にとって、「群大の先生がおっしゃるなら」というおそれや遠慮の心理が働いたことは想像に難くない。

群馬大学病院といえば、県下トップの大病院。周辺の県からも患者がやってくる、北関東一の医療拠点である。実際、腹腔鏡手術を受けて亡くなった八人のうち三人は、埼玉や栃木といった近隣県の在住者だった。北関東の中心的な医療機関であり、それが住民にとってちょっとした誇りでもあり、そこで働く医師は「エリート」というイメージを、多くの人びとが持っている。

念のためセカンド・オピニオンを取りたいと考えたが、親族に止められたという遺族の話もある。

「群大の先生のお見立てに対して、セカンド・オピニオンとは失礼ではないか。ここはお任せしなくては」

そうたしなめられたというのだ。

東京をはじめ都市部の住民にとっては、大病院の代わりはいくらでもある。かかっている病院に気が進まないところがあれば、ほかの病院に行けばよい話だ。しかし、地方では、高度な医療を手がける病院は限られていて、なかなかそうもいかない。そんな環境では、地元の国立大学病院の社会的位置づけは、時に実際のレベルとは無関係に、都会の一流病院さえ凌《しの》ぐものがある。そんな地域事情も、問題だらけの実態を覆い隠した。

遺族が共通して口にしたことが、もう一つある。早瀬の多忙ぶりだ。

「先生はすごく忙しい人」

「何か聞きたくても、先生はいつもいなかった」

「先生は、昼間はどこかほかの病院に出かけていて、話を聞きたくても夜遅くじゃないとつかまらない」

遺族たちは、口をそろえるようにそう語った。

問題が発覚した当時、第二外科に所属する消化器外科医のうち、肝胆膵グループの医師は早瀬を含めてわずか二人だった。「ほかの病院に出かけている」と遺族が語るのは、県内の関連病院に、アルバイト診療に出かけていたことを指すのだろう。早瀬がとにかく多忙であったことは、様子を垣間見た遺族の目にも明らかだった。看護師たちも、「あの先生は忙しくて、いつ来るかよくわからない」などと、付き添いの家族に話していたという。このこともまた、遺族が十分に説明を求めにくかった理由の一つである。

苦痛に満ちた最期

どの患者も、手術から亡くなるまでの経過は苦痛に満ちた日々だったことが、遺族や関係者の話から感じられた。凄絶な苦しみと闘った最期の時間は、短い人で一七日、長い人は九七日に及んだ。

それぞれのエピソードは、患者と家族にとって、その時間がいかに過酷なものであったのかを物語る。

武仁さんの容体が急変したのは、術後一週間ほどたった頃である。手術以来、腹部の出血を繰り返していた。

呼び出された家族が駆けつけると、ICUに入った武仁さんの血圧はどんどん下がり、意識はなくなっていた。

「これ以上、血圧が上がらないと、処置のしようがありません」

スタッフは厳しい見方をしていた。体の中で出血した血を抜く処置を何度か受け、大量の輸血も行われた。

「お父さん、お父さん、頑張って」

人工呼吸器を付けられた武仁さんは、久しぶりにそろった娘たちが声をかけても反応せず、強く手を握っても握り返すことはなかった。その後は二〇日間近く、意識を取り戻すことのないまま息を引き取った。術後一ヵ月弱でのことである。

克喜さんも、大量の出血が命取りになった。手術で胆管を切除して腸とつないだため、術後には、そのつなぎ目あたりから漏れ出した胆汁を体外に出すチューブ（ドレーン）を付けられていた。チューブは定期的に取り換えなければならないが、術後二週間ほどたった最初の交換の後、克喜さんの容体は急に悪くなった。

妻は振り返る。

「それまでは、普通に回復しているように見えました。でも、チューブを取り換えにいった途端に具合が悪くなって、肺炎まで起こしてしまったのです」

チューブの交換には自分で歩いて出かけていった克喜さんだったが、処置が終わり、二時間ほどたって戻ってきたときには、容体は一転して極端に悪化していた。高熱を出して異常なほど体を震わせ、ストレッチャーに乗せられて病室に帰ってきたのだ。免疫力が弱まっているところだったので、細菌に感染したのだろうと説明された。

「不思議でした。ついさっきまで元気だったのに、チューブの交換に行って帰ってきたら、最悪の状態になっていて」

胆管を切ったところと腸との縫い合わせ部分から、何度となく出血が起きた。手術の縫合不全だったのだろう。

「『縫合不全』というワードはまったく聞いた覚えがありません。手術自体は成功していると言われていたので。どうして、こんなに何度も出血が起きるのだろうと不思議でした」

それが家族にとって一番の疑問だった。しかし、執刀医から納得いく回答はなかった。ＩＣＵで何日も生死の境をさまよい続けた克喜さんは、人工呼吸器の管をのどにつなぐため気管を切開していて、声が出せなかった。あるとき、筆談用に用意されたホワイトボードに、力を振り絞るようにしてこんなことを書いたという。

「声が出るようにしてくれ」

妻は、このときの克喜さんの心情に思いを馳《は》せた。

「主人はきっと何か、言いたいことがあったんだと思います。私たち家族と同じように、『説明と違うじゃないか』という思いがあったはずですから」

頻繁に筆談するほどの体力さえなくなっていた克喜さんだが、亡くなる少し前のひと言は、妻をつらい気持ちにさせる。

「もうがんばれない」

克喜さんは弱々しくそう書いて、涙を流した。

看護師から「こんなにICUにいる患者さんはいませんよ」と言われるほど長きにわたり重篤な状態が続いたすえ、術後三ヵ月あまりで迎えた最期は、腹腔内の大出血から出血性ショックを起こすという最悪の結末だった——。

裕美さんは、手術の後、日に日に衰弱していくのが家族の目にも明らかだった。亡くなるまでの期間は八人のなかで最も短く、術後一七日だった。裕美さんの場合、肝切除手術を受けた後、以前から患っていた持病による顔面のしびれや頭痛が悪化し、家族に苦痛を訴えた。肝機能は低下し、血液中にたまった病気の原因物質を取り除くために、血漿交換療法が必要になった。肺炎も併発していた。

「手術の後は、全然起き上がれなかったし、食べられなかった。最後はもう、治療はしなくていい、死にたい、もうやめて、みたいな感じでした」

裕美さんの娘は、痛ましい母の最期について、つらい記憶をたどった。

「もう治療はしたくない」と裕美さんが訴え始めたのは、手術から一週間ほどたった頃。言葉を発するのも難しく、筆談だった。担当の看護師から「治療しないともっとつらいですよ」と言われても、裕美さんは「治療はやめてほしい。死にたい」と訴えたという。苦痛のすさまじさを目の当たりにした家族は、いたたまれない思いで沈痛な時間を過ごしていた。

裕美さんが亡くなった朝、急変の知らせで駆けつけた家族に、その場にいた早瀬はまったく言葉をかけなかったという。

「私、待ってたんです。先生、何か言ってくれるかなって。別に私を励ますような言葉じゃなくても、こういう経過でしたとか、何か話しかけてくれてもいいじゃないですか。でも、何もありませんでしたね。目を合わさないようにして、そこにいただけ」

看護師たちは、泣き続ける娘の肩を抱えるようにして、慰めようとしているのが伝わったが、早瀬は何も言わず、何もせず、見送りの一群に付いてきた。娘は、裕美さんの遺体に寄り添って車に乗り込み、病院の出入り口に目をやった。早瀬は、車が走り出すとすぐ、くるりときびすを返して病院の中に消えていった。一瞬、白衣の裾がひらりと舞うのが目に入った。それが冷徹な割り切りのようにも感じられ、裕美さんの娘はいっそう悲しい気持ちにさせられた。

「次の人がいるから、患者が一人亡くなったからといって、いちいち構っていられないのかな。これが大学病院なのかな。そう思って、なんだかすごく寂しくなったのを覚えています。お母さん、あんなに苦しんだんですよ。ほんとに、すごく苦しんだんですよ」

「天下の群大」には逆らえない

遺族のなかには、患者の死後、弁護士をたてて訴訟に踏み切ろうとした人は誰一人いなかった。それどころか、改めて病院側に詳細な説明を求めた人さえいなかった。皆が診療に満足していたからではない。多くが、それぞれに腑に落ちないものを感じていたのに、である。ずっと疑問や怒りを抱え続けていた、という人もいる。

「最近の人は、結果が悪いとすぐ裁判に訴える」

医療の取材をしていると、医療関係者からそうした不満を聞かされることがしばしばある。確かに、昭和の昔に比べれば医療訴訟はかなり増えている。ピークとなった二〇〇四年から見ると減少傾向にあるとはいえ、近年、新たに提起される医療訴訟は年間八〇〇件程度の横ばいで推移しており、一九九〇年頃の倍になる。とはいっても、この件数は民事訴訟全体からすればごく一部に過ぎない。

腹腔鏡手術の後に死亡した患者八人の遺族は、誰も訴えなかった。

「なぜ亡くなったのか、腑に落ちない」

それは取材に応じた遺族すべてが抱えていた思いである。

「大丈夫。元気になりますよ」

早瀬は手術の前、患者や家族に前向きな言葉をかけながら、「低侵襲」で、「体に負担の少ない」、「患者にとって楽な」手術と説明したという。それを聞いた患者や家族は手術への不安がやわらぎ、「ならば受けよう」と前向きな気持ちになった。

そして手術の後、容体が悪化していくなかで、「手術自体はうまくいったんです」と早瀬が強調していたのを記憶している遺族も複数いる。そうした説明と、目の前で起きた現実とのギャップが、遺族に疑問を抱かせることになった。

死亡原因を究明するには、遺体の解剖という手段もある。通常、手術関連死と考えられる患者の死亡例があり、死亡原因がよくわからない場合、病院側が申し出て、病理解剖を行うのが原則である。しかし、八人に対してはいずれも死後、解剖は行われていなかった。

「医療裁判なんて起こしても、あちらは専門家。素人に勝ち目はない」

「運命だったとあきらめるしかない」

遺族を覆っていたのは、そんなやるせないあきらめの空気だった。「なぜ亡くなったのか腑に落ちない」と思っても、それを追及すればかえって自分たちが傷つくのではないか、という恐怖感があった。日本の地域社会で暮らす人たちにとって、周囲の誰かが弁護士にお世話になった話など、ほとんど聞いたこともない遠い話だ。争いごとなど、とんでもない。まして相手は、地元では「天下の群大」とも呼ばれる存在である。群馬県周辺の地域では、それが一般的な感覚だった。だから、あきらめることで気持ちに折り合いを付けるしか術《すべ》はないと、自分に言い聞かせるような日々だったのである。

病院側には当初、こんな見方さえあった。

「医師が親身になって患者の診療に取り組んだために、たとえ患者が亡くなっても遺族は深く感謝しているからトラブルにならなかったのだ」と。都合のよい受け取り方である。その感覚は、実情とはあまりにもかけ離れていた。病院側は、手術死の続発が社会問題になるまで、遺族の本当の思いを知ろうとはしなかった。

病院に疑問をぶつけることをあきらめかけた遺族の気持ちは、「自分を責める」方向に向かっていた。

「大切な自分の親だから、もっと長生きしてほしいから、手術を勧めた。でもそれが、こんな結果になってしまって……」

圭子さんの娘は、こう言って嘆いた。圭子さんは言ったという。

「私は、手術で体に傷をつけてまで長生きしたいとは思わないの」

圭子さんは当時、七〇代前半。手術前、肝臓にできた塊ががんなのか、良性腫瘍なのか、はっきりわからない状態だった。しかし、早瀬から手術を提案されると、家族としてはそれを信じて「お願いします」と言うしかなかった。

「本人の希望を受け入れてあげればよかったのかな。そうすれば、もう少し長く生きられたのかな」

圭子さんの娘は、答えのない問いかけを繰り返し、悔やみ続けていた。

同じく、裕美さんの娘もそうだ。せっぱ詰まった状況のなかで、「いまなら手術できます」という医師の言葉に、説明の内容は十分にわからなかったけれど、「お願いします」と言ってしまった。

「助けたい一心でそう言ったけれど、後で考えたら、母には手術がすごく負担になった。あのとき、手術してよかったのかなと、ずっと考えています」

遺族の自責の日々は、終わることはないのかもしれない。

謝罪会見

読売新聞に初報の記事が出た二〇一四年一一月一四日朝、群馬大学病院は午前一〇

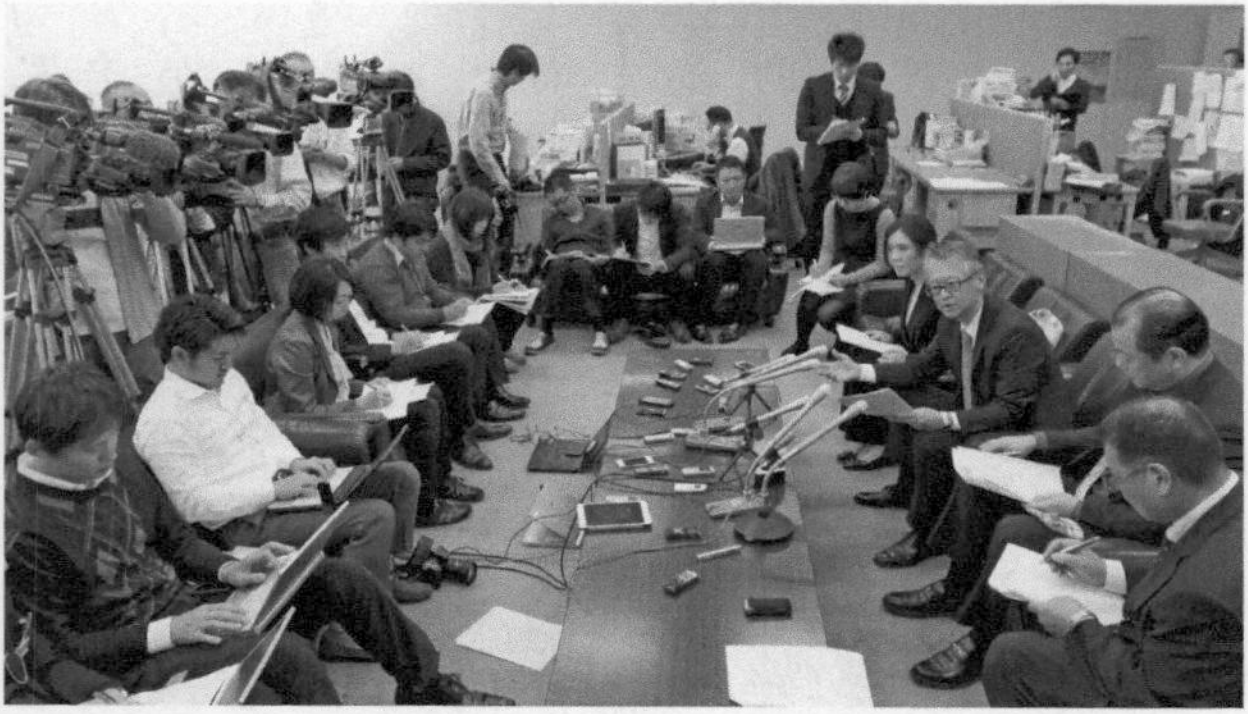

読売新聞のスクープ記事を受け、記者会見に臨む野島美久病院長（右側中央、2014年11月14日）

時半から、記事に書かれている問題について記者会見を開くことを群馬県庁の記者クラブ「刀水《とうすい》クラブ」に告知した。記者会見に臨んだのは、病院長の野島と医療安全管理部（同年一二月から医療の質・安全管理部）部長の永井弥生、事務部長の原忠篤の三人だった。そこには、肝心の第二外科の教授であり診療科長でもあった松岡好（仮名）や、手術を主導した当事者である執刀医、早瀬の姿はなかった。

「今回、このような事案が生じましたことを病院として大変重く受け止めています。患者さま、遺族の皆さまには多大なるご心配、ご心痛をおかけしたことを心よりおわび申し上げます。大変申し訳ありませんでした」

記者会見の冒頭、野島は謝罪の言葉を述べると、他の二人とともに、詰めかけた報道陣を前に深々と頭を下げた。

記者会見で公式に明らかにされたのは、主に以下のような事実である。

二〇一〇年一二月から二〇一四年六月までに第二外科が行った腹腔鏡下肝切除の手術後、患者八人が死亡した。この八人は肝臓がんや胆管がんなどの治療のため、肝臓を切除する手術を受けたが、その後、二週間から一〇〇日以内の短い期間で、感染症や敗血症、肝不全などを起こして死亡した。

この間、第二外科が行った腹腔鏡下肝切除は計九二例（注・のちに九三例と訂正された後、最終的に九月の手術停止まで一〇三例とされた）であり、そのほとんどを同じ四〇代の男性医師が執刀していた。

この男性医師の大学での立場は助教で、かつての「助手」に当たるが、診療現場では、第二外科の消化器を担当するグループの中心人物であり、なかでも肝胆膵外科の領域を専門としていた。

手術と患者の死亡との因果関係は不明。診療内容の詳細に問題があったかどうかは調査中だが、手術の前に、肝臓の機能が切除手術後も持ち堪《こた》えられるかどうか評価する検査がほとんど行われておらず、カルテの記録が不十分で、インフォームド・コンセントが適切に行われたかどうかも把握できないほどだった。

死亡した八人が受けたのは保険適用外とみられる手術。基本的には安全性や有効性がまだ十分確立していない研究段階の治療法だった。本来は、病院の倫理委員会に申請し、倫理的に問題がないかどうか審査してから実施し、結果を検証するというステップを踏むべきだったと病院側は判断しているが、その手続きはとられていなかった。保険適用外とみられる腹腔鏡下肝切除は、患者が死亡した八例を含め計五六例(注・のちに五八例と訂正)行われていた。このうち、倫理審査の申請がされていたのは七例だけだった。

記者の多くが、このような杜撰《ずさん》で危険なやり方がなぜ何年もまかり通っていたのか疑問を抱いた。

執刀医や教授は、このことをどう考えていたのか。記者会見で野島らが明らかにしたところによると、患者が死亡していることは認識していたものの、問題だとは思っておらず、保険適用外で安全性や有効性が確立していない手術をする際、病院の倫理委員会に申請すべきであるということについては、「申請が必要であるという認識が甘かった」と当人たちは話していたという。倫理や安全を確保しようという意識が、きわめて低かったということになる。

病院長や病院の安全管理部門は把握できなかったのだろうか。野島は「把握が不十分なところがあった。診療行為を実施する側の問題もあり、医師がきちんと申請してくれないと、病院は把握できない」と話し、判断は現場任せで野放し状態なのが実情だったことを認めた。そのうえで、「（必要な手続きをとるよう）各診療科、医師個人にしっかり周知させる、守らせるための取り組み方が少し甘かった側面はある」と、病院としての管理体制の問題に言及した。

執刀医がこうした手術を続けた動機については、「そこは何ともわからない」（野島）、「明確には……」（永井）とあいまいな受け答えに終始するばかりで、明らかにされなかった。保険適用されていない高難度の手術であることについて、「患者に話している」というのが執刀医の言い分だったが、それを裏付けるインフォームド・コンセントの記録は残っていなかったという。

記者会見の終盤、野島は次のように反省の言葉を述べた。

「当院では生体肝移植の問題もございまして、私は当時、医療安全管理室長として関与しておりましたので、同じとは言えないけれど似たような問題が起きたことに対しては、非常に残念に思っております。生体肝移植については、あの後、結局、当院では行っておりませんので、そういう意味で、それに対する体制改善は、そこでストップしてしまったということはあるのかなと思います。残念な思いでおります」

野島の言う「生体肝移植の問題」とは、二〇〇五年一一月に起きた重大な医療事故を指す。第一外科が手がけた生体肝移植で、投薬ミスによって健康なドナー（臓器提供者）に下半身マヒという重度の障害が残ったのである。

医療安全管理室長とは、群馬大学病院に、専従の医師が就任する医療安全管理部長というポストができる前、医療安全担当者のトップに位置づけられていた役職である。野島は当時、専門の代謝内科の診療や教授としての役割と兼務する形で、その職に就いていた。野島の言葉にある「生体肝移植の問題」については のちに詳述するが、この一件が問題になったとき、再発防止策が徹底してとられていれば、今回の第二外科の問題は起きていなかったであろうことは、ほぼ間違いない。

保険不正請求のからくり

群馬大学病院による最初の記者会見には、よく考えると一つおかしな点がある。

記者会見した病院長の野島らは、病院の内部調査により、第二外科で、保険適用外とみられる腹腔鏡下肝切除が、二〇一〇年一二月から二〇一四年六月までの間に五六例（注・のちに五八例と訂正）行われていたことがわかったと説明している。このうち、患者が死亡した八例も含め多くが倫理審査を通さずに実施された。保険が利かない手術だったとすれば、費用の支払いはどうしていたのか、何ら言及がなされていないのである。

保険適用されるということは、原則として、全国の病院で幅広く行って差し支えないと考えられるほど、安全性や有効性が確立された標準的な治療法と見なされたことになる。だからこそ公的な医療保険が利き、病院は保険から診療報酬を受け取れるので、患者は一部の自己負担（一般的には、かかった医療費の三割）だけで治療を受けられる。それでは、保険適用外の手術であればどういうことになるか。当然、その治療に保険は利かない。となると、費用負担の方法は二通りに限られる。一つは、美容整形と同じように、患者が医療費の全額を自己負担する自費診療として行う方法であり、もう一つは、臨床研究の一環として、病院側が全額を研究費などから支払い、患者に負担を求めない方法である。いずれも倫理審査は通さなければならない。しかし、第二外科で実施した手術の多くで、倫理審査は行われていなかった。

仮に自費診療だったとして、何十人もの一般人が、開腹手術という選択肢があるのに、わざわざ高額な費用を自ら支払ってまで実験的な手術を受けるという特別な選択をするだろうか。また、研究として費用を病院持ちで行ったとして、経営の苦しい地方の国立大学病院が、合計数千万円に及ぶであろう数十人分の医療費を負担できるだろうか。いずれも現実的には考えにくい。

遺族への取材によって、そのからくりは鮮明になった。

取材に応じた遺族は誰一人、自分たちの家族が受けたのは高難度の手術であり、いまだ保険適用もされていないものだとは知らなかったのである。遺族は診療に対する支払いの請求書や領収書を保管しており、それを確認すると、患者側に請求されていたのは、保険の自己負担分だけだった。それは、病院側が、保険適用外の手術を保険診療だったことにして診療報酬を不正請求していた疑いがあることを意味する。

群馬大学病院は、のちに厚生労働省の監査を受け、多額の診療報酬を返還させられることになった。

開腹手術でも一〇人が死亡

事態が社会的に明らかになってから一ヵ月ほどすると、問題は腹腔鏡手術にとどまらないことが表面化した。第二外科で早瀬が執刀した肝臓の開腹手術でも、二〇〇九年四月から五年ほどの間だけで一〇人が死亡していたのである。死亡率は一〇%を超えており、腹腔鏡手術以上に問題のある成績だった。

第二外科の腹腔鏡手術をめぐっては、患者が死亡しても、死亡症例検討会が行われた形跡がほとんどなかった。死亡症例検討会は、手術に関連して患者が死亡したとき、それを検証して再発防止の一助とするもので、しっかりした病院では一般に当然行うべきだと考えられている。特に、学生や若手医師の教育機関でもある大学病院では重要視される。しかし第二外科では、ろくに検証もされず、何事もなかったかのように次の腹腔鏡手術へと進み、患者の死亡が繰り返されたという。それは、開腹手術でも同様だったのではないか。そうでなければ、高い死亡率の説明がつかない。

〈開腹手術でも10人死亡　腹腔鏡と同じ医師　群馬大病院肝切除〉

群馬大学病院（前橋市）で腹腔鏡を使う高難度の肝臓手術を受けた患者8人が死亡した問題で、腹腔鏡手術を手がけた第二外科（消化器外科）による肝臓の開腹手術でも、過去5年間で、84人中10人が術後3ヵ月以内に死亡していたことが関係者への取材でわかった。開腹手術の死亡率は11・9％に上り、全国的な肝臓の開腹手術の死亡率に比べ3倍という高率だった。

開腹手術は、腹部を大きく切り開く手術。肝臓手術では、小さな傷口からカメラ（腹腔鏡）や操作器具を差し入れて行う腹腔鏡手術に比べ、一般に幅広く行われている手術方法だ。

同科が行った肝臓の開腹手術は、２００９年４月から、同科の肝臓手術がすべて停止される今年夏頃までに、肝臓がんなどの患者84人が受け、60代～80代の男女10人が敗血症や肝不全などで死亡していた。

病院関係者によると、10人の手術を執刀したのは、腹腔鏡手術を受けて死亡した患者の執刀医と同じ40歳代の男性助教だった。この助教が執刀した腹腔鏡手術では、2010年12月〜2014年6月に8人が亡くなっている。開腹手術で死亡した10人のうち5人までが2009年度中に集中していたが、同科は、その翌年度には新たに腹腔鏡手術を導入し、同じ医師に執刀させていた形だ。

腹腔鏡を使う肝臓手術を同科で受けたのは92人で、死亡率は8・7%に上り、その高い割合が問題になっている。開腹手術の死亡率11・9%は、腹腔鏡手術の死亡率より3・2ポイント高いことになる。

全国で行われた外科手術を登録するNCD（ナショナル・クリニカル・データベース）から肝切除の手術成績を分析した研究によると、肝臓の開腹手術の術後3ヵ月以内の患者死亡率は、比較的リスクの高い切除方法に絞ったデータで4・0%。群馬大病院の開腹手術の件数にはリスクの比較的低い切除方法も含まれているとみられるが、死亡率はこの全国データの3倍に上っている。

今のところ、手術と患者の死亡との因果関係はわかっていない。ただ、余命が数ヵ月と想定される患者は一般的に、そもそも手術の対象にならない。

腹腔鏡手術の死亡事例について調査している群馬大病院は「今回の調査は腹腔鏡手術について調べたものであり、開腹手術については調べていないのでコメントできない」としている。

◆「明らかに高い」

肝臓の開腹手術を多数行っている日本大学医学部消化器外科の高山忠利教授の話「数多くの手術を行う病院では死亡率が0・5％程度の施設もあり、12％近い死亡率は明らかに高い。肝臓の状態から本来行うべきではない手術も多かったのではないか。手術による死亡について院内外でチェックでき、問題の連鎖を止めるシステム作りが必要だ」（二〇一四年一一月二二日　読売新聞朝刊東京最終版一面）

この記事が出た後、群馬大学病院は、開腹手術についても、診療内容を詳しく調査すると表明した。開腹手術の患者にも死亡した人が多いという事実は、すでにこの時点で厚生労働省や文部科学省に報告が上がっていたようだが、詳しい調査をするつもりがあったのかどうか定かでない。しかし、この道の専門家から見て「明らかに高い」と問題視される死亡率だけに、腹腔鏡手術の問題を解明するうえでも、開腹手術の検証は欠かせないはずだった。

記事が出るとすぐ、暮れも押し詰まった時期にもかかわらず、肝臓の開腹手術を受けて死亡した患者の遺族のもとに病院関係者が説明に訪れた。

「報道されたから説明に来たのか」

「報道がなければ調べる気はなかったのではないか」

なかには、自宅を訪問した関係者に対し、思わずそう詰め寄った遺族もいた。

続発する死亡症例

腹腔鏡手術の後に亡くなった八人の経過を時間の流れに沿って追ってみたい（表参照）。

取材の過程で見えてきた腹腔鏡手術をめぐる死亡事故の連鎖は、一例目の手術が行われた二〇一〇年一二月初旬に端を発していた。最初に死亡した患者は、まさにこの一例目だったからだ。

一例目の患者Aは、近隣県に住む七〇代の女性である。この年一一月の検査で、肝臓に一・五センチほどの影がみつかり、がんが疑われた。それは肝臓の主要な血管に近く、腹腔鏡手術で切除するとしたら高難度の部類になる。しかし、肝切除に腹腔鏡を導入しようとしていた第二外科では、どういうわけかAが一例目に選ばれた。

手術は、早瀬にとって初の試みとあって、腹腔鏡に慣れた一年後輩の医師もサポートに入った。この医師は、腹腔鏡手術で一定の技術があり、日本内視鏡外科学会の技術認定医の資格を持っていたが、専門は、同じ消化器といっても大腸など消化管の分野だった。手術に参加した医師のなかには、腹腔鏡下肝切除に十分な経験のある者は一人もいなかった。

Ａは手術の後、腹水がたまる症状が続いた。それは肝機能の低下を意味している。手術から約三週間が経過して大みそかが近づいても、症状が消えることはなかった。ただ、全身状態が比較的落ち着いていたため、正月前には退院を促された。

腹腔鏡手術の死亡者（手術実施順）

		手術	死亡
A	70代・女性	2010年12月	2011年1月
B	70代・女性	2011年1月	2011年2月
C	80代・男性	2011年7月	2011年9月
D	60代・男性	2011年10月	2011年12月
E	70代・男性	2012年7月	2012年9月
F	70代・男性	2012年8月	2012年9月
G	60代・男性	2014年1月	2014年5月
H	60代・女性	2014年3月	2014年3月

ところが、自宅に戻って間もない年明け早々、Ａの容体は、家族が不安を覚えるほど悪化していた。

「腹痛を訴えていて、下痢が七回も続いています」

家族は、患者の病状を伝えるため、元日にもかかわらず大学病院に電話せざるを得なかった。じきに腹部の膨満感が強まり、正月三が日も明けないうちに救急外来に駆け込まねばならなくなった。

このとき、早瀬は大学病院にはいなかった。正月休暇を取っていたのか、別の病院へアルバイトに行っていたのか、その動静は明らかになっていない。対応した当直医は、肝胆膵グループの医師ではないばかりか、消化器外科医ですらなかった。電話を通じて早瀬と相談し、たまった腹水を二リットルほど抜いて、翌日に改めて来院するよう伝えて患者を帰した。血液検査では肝機能の低下を示す異常値が出ていたが、早瀬には伝えられていなかった。

翌朝、家族は自宅でAが意識不明になっているのに気づき、一一九番通報した。群馬大学病院まで二〇～三〇キロメートルの道のりを救急車で運ばれ、着いたときには心肺停止の状態で、体はすでに硬直が始まっていたという。一時間にわたり蘇生が試みられたが、午前一〇時三〇分、死亡が確認されている。

第二外科肝胆膵グループによる初めての腹腔鏡手術は、術後一ヵ月もたたずに患者が死亡するという最悪の結果に終わった。

しかも、十分に回復していない患者を退院させたうえに、わずか数日後に受診した救急外来で容体の悪化が認められたにもかかわらず、緊急入院させなかったという不手際の末に起こった結果である。

普通なら、ここで院内の関係者に事態が周知され、問題を検証する死亡症例検討会が開かれてしかるべきだ。

しかし、そうはならなかった。それどころか、多くの関係者に、第一号患者の、術後わずか一ヵ月にも満たない死は、はっきり認識さえされなかった。

それからわずか一週間ほどしかたっていない二〇一一年一月初旬、別の七〇代の女性患者Bに、腹腔鏡下肝切除が行われた。

Bは、肝臓に腫瘍のような影が見つかったが詳しい検査をしてもがん細胞は確認できず、「炎症性偽腫瘍」と診断されている。だが、それは直径九センチと大きく、切除したほうがよいという判断だった。

手術はやはり保険適用外の術式で、Bは一ヵ月余り後の二〇一一年二月半ばに死亡した。彼女は腹腔鏡手術の導入から三例目の患者に当たる。一ヵ月余のわずかな期間に、二人が死亡したことになる。

その次の死亡者となる群馬県内の男性患者Cが腹腔鏡手術を受けたのは、二〇一一年七月初旬。八〇歳を過ぎたばかりで、死亡した八人のなかで最高齢だった。ウイルス性肝炎を患って通院していたCは、定期検査で肝臓に腫瘍が見つかった。

肝胆膵グループは当初、腹腔鏡手術のなかでも、当時から保険適用されていた「外側区域切除」と呼ばれる術式を予定していた。しかし、手術を始めてしまってから、腫瘍が肝臓内の主たる血管や胆管にまで浸潤《しんじゅん》していることがわかり、想定より広範囲の切除が必要になった。予定した時間を大幅に超える九時間半の手術となったのは、肝臓の左側三分の一を切り取り、切除した胆管と腸をつなぐ込み入った手術になったためである。

Cは術後、肺炎にかかり、縫合不全から腹腔内で出血するなど、ひどい合併症に苦しんだ挙げ句、二ヵ月後の九月初旬に亡くなった。

三人目の死亡者となったCが亡くなってから一ヵ月後、今度は近隣県に住む六〇代の男性患者Dが、肝臓がんの治療のため腹腔鏡下肝切除を受けた。もともとウイルス性肝炎と肝硬変で定期的に通院していたところ、肝臓の三ヵ所にがんとみられる異常がみつかったのだ。手術では、腹腔鏡下で肝切除と脾臓《ひぞう》の摘出を同時に行った。

それまでに死亡した患者三人と同様、Dの術後経過も厳しいものだった。発熱を繰り返したうえ、黄疸《おうだん》、大量の腹水など、肝機能が著しく低下していることを示す症状を次々に起こし、苦痛に満ちた二ヵ月余の闘病を経て、一二月初旬に死亡した。

この時点で一例目の患者Aが腹腔鏡手術を受けてから、ちょうど一年が経過している。死亡者はわずか一年で計四人に上った。二〇一一年一二月までに、第二外科の腹腔鏡下肝切除を受けた患者は全部で二〇人程度とみられ、この間の死亡率は、実に二〇%に達したことになる。

翌年の二〇一二年にも、第二外科は、年間二〇〜三〇人の患者に腹腔鏡下肝切除を行ったが、この年の死亡は計二人だった。いずれも群馬県内に住んでいた七〇代の男性患者だ。二人とも亡くなったのは九月で、同じ月に患者の死亡が続いた形になる。

先に亡くなったのは、二〇一二年七月下旬に手術を受けた肝臓がんの男性患者Eだ。術後は肝不全により大量の腹水がたまる症状が続き、腎不全や感染症も併発した。Eは回復しないまま、九月初旬に亡くなった。死亡者はこれで五人になる。

続いて八月下旬に手術を受けた男性患者Fは、肝臓と胆管にがんが広がっていた。Fが受けたのは、肝臓と胆管を切除し、胆管と腸とをつなぐ複雑な手術である。難易度の高い術式で、手術時間は一二時間を超え、出血は三リットル近くと大量になった。Fの場合、術後に腹腔内でひどい出血を繰り返したことが、術後一ヵ月弱という短期間での死亡につながったとみられる。

Fは六人目の死亡者にあたるが、彼が受けた手術は、三人目の死亡者であるCが受けた術式と同じものだった。同様のやり方ですでに一人死亡しているのに、一年後、また同じ失敗を繰り返した。執刀した早瀬本人がそれを一番よくわかっていたはずだが、どのような振り返りが行われたのか、記録が残っておらず不明なままである。

五人目のEと六人目のFが相次いで亡くなった二〇一二年九月より後は、二〇一四年三月まで一年半にわたって死亡者は出ていない。その間もそれまでと同様、年二〇～三〇人のペースで腹腔鏡下肝切除は行われていたが、手術後、患者が退院できないまま亡くなることはなかった。死亡者が出なかったこの一年半という期間が、医師たちの油断を招いたのかもしれない。

第二外科における腹腔鏡下肝切除のほとんどを執刀していた早瀬は、この期間に自信を深めたのか、二〇一四年になると、極めて難しい術式に挑戦した。手術の難しい肝門部胆管がんの患者に対し、「完全腹腔鏡下」手術を試みたのである。

腹腔鏡手術には、一部にだけ腹腔鏡を使用し、細かな切除作業は腹部を数センチ切開した切り口から直接行う「腹腔鏡補助下」手術という折衷的な手法があった。

この時点ですでに死亡していた患者六人のうち四人は、「補助下」で手術が行われている。腹腔鏡を導入して間もない時期に選択されることが多い術式だ。早瀬は二〇一一年まで主にこの手法を使っていたが、二〇一二年以降は、腹腔鏡手術で最後まで完遂する「完全腹腔鏡下」手術を中心に行うようになった。ただ、肝門部胆管がんの手術は開腹でもきわめて高難度である。切った胆管と腸をつなぐ複雑な手技を必要とするため、腹腔鏡手術に積極的な外科医でさえ、「腹腔鏡でやってはいけない」と位置づけていることはすでに書いた通りだ。

患者は、群馬県内に住む六〇代の男性Gだった。手術は二〇一四年一月下旬に行われている。腫瘍は左の肝門部にあり、手術はすべて腹腔鏡を使って行われ、一三時間近くを要した。Gは術後、胆汁の漏れが続き、胆管と腸をつないだ部分から体外に通したチューブには、黄土色に濁った液体が流れていた。手術から二週間後、チューブ交換の際に感染を起こしたのか、容体が急に悪くなり高熱を出している。それ以来、発熱が続き、肺炎による息苦しさも目立ってきて、二月下旬にはICUに入り人工呼吸器を付けての管理が必要になった。三月初めになると、チューブから出てくる液体は血の色に染まっていた。どこかで出血が起きている証左だ。肝機能の悪化に伴い、汚れた血漿を入れかえる処置が何度も施された。

同じ頃、近隣県に住む六〇代の女性患者Hも、腹腔鏡下肝切除を受けていた。Hは、数年前に別の病気を発症して通院していたが、この年一月に受けた検査で肝臓に腫瘍が見つかり、切除することになったのである。Hの手術は、肝臓の右側三分の二を切り取るもので、残る肝臓は生きていくのにギリギリの大きさになる。肝臓は、切除しても時間がたてば元の大きさに再生する力を持っている。とはいえ、体の弱った患者には特に、かなり高リスクであったことは間違いない。

術後まもなく、腹腔に通したチューブから出血が始まった。Hは以前から持病の再発を繰り返していたが、肝臓の手術後さらに悪化し、顔のしびれや後頭部の痛み、耳の聞こえにくさを強く訴えている。肺炎も発症すると、倦怠感《けんたいかん》や息苦しさ、吐き気などの症状がひどく、本人の苦痛はいっそう強まった。肝機能が低下して容体がさらに悪化した三月下旬、多臓器不全で帰らぬ人となっている。

Hが死亡した後も、Gの予断を許さない容体は続いていた。出血しては輸血するという処置が繰り返されたが、病状は一向に好転しない。最後は腹腔内のあちこちから大量の出血が起こり、手術から九〇日あまりがたった五月初旬、出血性ショックで息を引き取った。

G、つまり一月に手術を受けた六〇代の男性。彼の死を境に、事態は大きく動き始める。

この頃、第一外科が起こした医療事故で重篤な状態に陥っていた患者の様子を見ようと、ICUにしばしば足を運んでいた医療安全管理部長の永井は、彼を取り巻くどこか不穏な空気に気づいていた。医療事故が発生したという報告はなかったものの、どうも気になって仕方がなかった。

事情がわかりそうなある医師にそっと尋ねたこともある。

「あの患者さんの手術、問題はないの？」

その医師は、小声ながらきっぱり言ったという。

「大問題だと思います」

折しも同時期、千葉県がんセンターで、腹腔鏡を使った保険適用外の膵臓の手術を受けた患者の死亡事故が、週刊誌で報道されていた。

「もしかしたら、うちの病院でも似たようなことが起きているのではないか」

関係者は気づき始めた。暴走が止まる時が、ようやく来たのである。

第二外科が肝胆膵の腹腔鏡手術を導入し、最初の患者が死亡してから、すでに三年半という歳月が流れていた。

第2章

パンドラの箱が開いた

院内調査がスタート

二〇一四年八月二八日。夕刻、群馬大学病院に、他大学の医師三人を含む「腹腔鏡下肝切除術事故調査委員会」が招集された。第二外科による腹腔鏡手術の死亡事故について調べるため、院内に設けられた調査組織の初会合である。

病院は、この年五月に医療安全の担当者が問題を把握した後、翌六月から内部調査を始めており、夏が終わりを告げるこの時期になって、外部委員を交えた正式な事故調査をスタートさせた。

産婦人科教授で副病院長の峯岸敬を委員長に、総合診療部教授の田村遵一ら三人の病院長補佐と、医療安全管理部長の永井弥生、事務部長の原忠篤らが委員となる内部関係者主体の院内調査委員会である。委員構成は、内部関係者の委員七人に外部委員五人が加わる形だが、外部委員の一人である紺正行は大学病院の顧問弁護士なので、純粋な「外部」委員とは言い難い立場であり、本来的な意味での外部委員は四人とみて差し支えなかった。

この四人は、他の国立大学の肝胆膵外科教授、同じく准教授、それに、肝胆膵外科医であり、神戸大学病院医療安全管理室長の味木徹夫、医療安全の分野で第一人者として知られる名古屋大学病院医療の質・安全管理部長の長尾能雅《よしまさ》だった。外部委員のうち、国立大学肝胆膵外科教授と准教授は、本人たちが公表を拒んだため最後まで氏名が公式に明かされていない。また、この准教授は、カルテや検査画像、手術の録画映像をもとにした医学的評価を一手に担ったものの、事故調査委員会の会合に出席することはなかった。

初会合の場では、病院側から、死亡した八人の経過について詳細が説明された。外部委員の誰もが、それぞれの診療内容のひどさに驚き、深刻に受け止めたのは言うまでもない。わずか数ヵ月前の二〇一四年四月、千葉県がんセンターでもよく似たケースが発覚していることは出席者の誰もが認識していた。医療の内容としては千葉の例よりずっとひどいかもしれない。もっと言えば、今度は、あろうことか国立大学病院での出来事であり、よりいっそう深刻であると感じたに違いない。

報道されていた千葉県がんセンターの医療事故は、同じ執刀医による膵臓の腹腔鏡手術を受けた患者の死亡事例だった。報道後、千葉県が改めて調査することになり、胃など肝胆膵以外の領域も含めた消化器外科の腹腔鏡手術について、第三者の外部委員のみからなる検証委員会が詳細を調べ始めていた。この委員会には、群馬大学病院の調査委員になった長尾も名を連ねていた。

初会合では、外部委員の誰からともなく厳しい意見が飛んだという。

「この問題について、死亡した八人全員の遺族に説明し、関係機関に報告したうえで公表すべきではないか」

そんな意見も出た。

一般人にとっては信じ難いことだが、死亡した八人の患者について、このように事故調査委員会を開いて正式な調査がされていたというのに、当の遺族には何の連絡も説明もなかった。これだけ深刻な医療事故であれば、調査を始める際には遺族に説明し、公表してしかるべきではないか。外部委員も、そう考えたのだろう。千葉でも、県が公式に調査を始めることを発表していた。こうした意見に対し、病院側は特に反論することもなかったようだ。いや、できなかったのかもしれない。問題が大きいことは、病院側も自覚していた。

学長選直前の不祥事

遺族たちが病院内部に調査の動きがあることを知ったのは、一〇月下旬になってから、私たちの取材によってであったことはすでに書いた。記者の訪問に、遺族の誰もが驚きを隠せなかった。あきらめかけ、いっそ忘れたいと思っていたつらい記憶が呼び覚まされ、平静ではいられなかった人もいた。

「こんなテレビドラマみたいなことがあるんですね……」

思わず、まるでひとごとのような感想を漏らした人さえいる。

多くの遺族が、取材前に予想していたより落ち着いて、前向きな様子で応じてはくれたが、おそらく思いがけない事実を突然、見知らぬ相手から突きつけられ、どれだけ心を波立たせたことだろうか。その衝撃は察するにあまりある。

しかし、遺族は、心の奥底にくすぶっていた疑念と符合するものを感じたようだ。

「やっぱりそうだったんですね」

「ずっとおかしいと思っていたんです」

そんな言葉を漏らした遺族もいた。

このとき、家族が亡くなって以来、ずっと抱え続けてきた疑問の答えが、ようやく得られるのかもしれないという期待も抱いたのではないだろうか。知らされるべき事実が、当事者には何も明かされてこなかったのだから。

病院のほうは、なかなか遺族への説明や公表に踏み切れなかった。一一月に入っても、病院側の動きは鈍かった。

院内事故調査委員会の初会合から一週間後の九月四日には、第二外科肝胆膵グループによるすべての手術の休止が決まっている。予定していた手術や、地域病院からの紹介を他へ回さなければならないことになり、この頃から、近隣病院への影響も出始めていたはずである。それでも、病院側は事態の発覚を極度に恐れ、調査は内々に進められた。

院内事故調査委員会は、八月二八日の初会合から一一月一四日の報道までに、二度にわたり開会している。顧問弁護士以外の外部委員抜きで、執刀医の早瀬稔（仮名）本人や、その上司であり第二外科の責任者でもあった教授の松岡好（仮名）をはじめ、手術に関係した第二外科の医師たちから直接の事情聴取もしていた。また、実際は、「院内ミーティング」と称し、もっと頻繁に調査のための会合は開かれていたという。しかし、家族の死の裏に重大な事実が隠されており、それをめぐって正式な調査が行われていることについて、遺族には一切、伏せられていたことに変わりはなかった。

なぜ、そのようなことになったのか。

病院当局には、事態の表面化を恐れる大きな理由があった。

二〇一四年一二月五日に予定されていた次期学長選である。二〇一五年春、群馬大学は学長の任期満了を迎える。学長選はそれに伴うもので、次期学長の座を争っていたのは、病院長を務める野島美久と、その前任の病院長であった石川治。二人は二〇一四年一〇月、学内外の有識者による選考会議から「学長適任者」に選出されており、学長選は、新旧の病院長による一騎打ちの情勢だった。

当時の病院幹部の間では、野島を推す声が大勢だったといわれている。野島本人が内心どのように考えていたのかは定かでないが、大事なときに、このように深刻な不祥事を公表すれば、学長選で不利に働くのではないかと懸念する雰囲気が、病院内には漂っていたという。

腹腔鏡手術の問題を見過ごし、早期に止められなかった責任は、新旧どちらの病院長にもあった。二〇一一年三月まで病院長を務めていたのが石川で、野島が病院長に就任したのは四月である。前述の通り、第二外科は問題の腹腔鏡手術を二〇一〇年一二月に導入し、二〇一一年三月までに二人の患者が死亡している。

だからといって、亡くなった患者の遺族にさえ説明をしていなかったのは、どうしたことだろう。それも、問題を知る人の数が増え、遺族という外部の人間にもその範囲が広がれば、情報が拡散するリスクが高まり、学長選に響くことを恐れたのではないか、と考えれば合点がいく。

関係者によると、実は、一一月初めには院内調査の中間報告書がまとめられていた。それをもとにすべての患者の遺族に説明して回り、関係省庁に正式に報告して、それが完了した後で記者会見を開いて公表、という段取りが、内々に想定されてはいたようだ。それなのに、一一月第二週の水曜日だった一二日、私たちが病院長の野島を訪ねた段階で、八組ある遺族への面談のアポイントメントを入れる作業にさえ取りかかっていなかった。一一月後半になってアポイントメントをとり始めれば、先方の都合に合わせて日程調整しているうちに、一二月五日が過ぎていく。それを指折り数えていたのではないのか。

結果として、病院側は一一月一二日に取材を受けた直後から、遺族への電話連絡を始めた。記事に出る前に当事者に一報だけは入れておかなければと、慌てて連絡をとった形だった。厚生労働省に報告したのも、取材を受けた翌日の一三日である。学長選は翌月五日に迫っていただけに、この時点での事態の発覚は、病院当局からすると最悪のタイミングだったかもしれない。群馬大学では一二月五日、予定通り学長選が行われた。現役病院長の野島と前任の病院長・石川の一騎打ちを制したのは、野島だった。

このことが、事態の公表過程に影響を与えていたのかどうかについては、その後の調査でも解明されなかった。しかし、報道の後手に回り続けた対応は、群馬大学病院への不信感を、むしろ増幅させる結果になった。

「全てにおいて過失があった」

群馬大学病院が、二〇一五年二月一二日付で完成させた院内調査報告書の内容は、厳しいものになっていた。調査報告書は、全体を総括した報告書のほかに、八人の患者それぞれに、より詳しい内容の個別報告書が作成されていた。病院側は、二月後半の二週間ほどの間、担当者が各遺族に面会し、個別報告書を手渡した。

そして、三月三日午前一〇時から、病院長の野島らが記者会見を開き、調査報告書の全貌を明らかにした。記者会見では、腹腔鏡手術の患者八人の調査結果のほか、二〇〇九年四月以降に行われた肝臓の開腹手術を受けて死亡した一〇人のうち、一人の患者の死亡診断書で、早瀬が死因について虚偽の記載をしていた事実も公表された。患者の死亡後、病理診断でがんではなかったことが判明していたのに、死因の欄に「がん」と記載していたのである。この事実を発表した野島は「医師としての適格性に欠ける」と、これまでにない厳しい言葉で切り捨てた。

調査報告書に盛り込まれた八人に関する医学的検証の欄には、「患者1」から「患者8」まで、手術日の早い順ではなくランダムに番号が付された各症例について、検証内容がまとめられていた。それぞれ「診断」「術式」「術後経過」の三項目を簡潔に記した後、最後に「検証結果」として、三項目から五項目の指摘事項が書かれている。

一例として「患者6」の記載を紹介すると、以下のような内容である。

〈患者6〉

【診断】肝門部胆管癌

【術式】完全腹腔鏡下肝左葉・尾状葉切除術＋胆管切除術、胆管空腸吻合《ふんごう》術

【術後経過】術後に胆管空腸吻合の縫合不全による感染をきたし、その制御が困難となる。重症胆管炎が制御できず、肺炎、カンジダ敗血症を合併し、術後97日目に死亡。

【検証結果】

①手術前のインフォームドコンセントにおいて、代替治療の選択肢、合併症や死亡率の具体的データが示された記録がないことから、不十分な説明であったと判断した。

②胆管空腸吻合の縫合不全による胆汁瘻《ろう》から重症胆管炎を生じ、これが制御できない状態でカンジダ肺炎、敗血症を併発、出血傾向をきたした。

③開腹でも高難度の肝門部胆管癌に対し、腹腔鏡下手術の実施は、慎重に検討するべきであった。

④術中右肝動脈を損傷しており、修復止血したものの、残肝への動脈血流が途絶あるいは低下した可能性がある。それが肝不全や縫合不全に関与した可能性は否定できない。

⑤　以上のことから、過失があったと判断される。

特徴的だったのは、患者八人の検証結果すべてで、最後の項目に全く同じ記述がされているということだ。「以上のことから、過失があったと判断される」。この一文が、八人全例で書かれていた。

そして、報告書全体を総括した結論の欄には、個別症例の結論とは別に以下のような記述がある。

【結論】

①　新規医療技術の導入に際し、ＩＲＢ（臨床試験審査委員会）への申請を怠る等、診療科として組織的取組が行われていなかった。

②　術前評価が不十分であり、過剰侵襲から予後を悪化させた可能性が考えられた。

③　手術に関する説明同意文書の記載が不十分であり、適切なインフォームドコンセントが取得できているか確認ができなかった。

④　主治医による診療録記載が乏しく、手術適応、術後の重篤な合併症等に対して主治医がどのように判断し対応したかという思考過程等を診療録から把握する

ことが困難であった。

⑤カンファレンスなどによる診療の振り返りが十分に行われておらず、手術成績不良に対する診療科としての対応が不十分であった。

⑥院内の報告制度は設けられていたが、診療科からの報告がなされておらず、病院として問題事例の把握が遅れた。

⑦保険診療制度に対する理解が浅く、不適切な保険請求がなされた。

⑧①~⑥の問題点は、8例全てで共通に認められた。さらには、腹腔鏡手術の適応、術中の処置、術後管理等においてもそれぞれに問題が指摘された。以上のことから、全ての事例において、過失があったと判断された。

⑨病院全体の管理体制として、問題事例の早期把握、倫理審査の徹底、適正な保険請求、医療事故の届け出等に不備が認められた。

⑧の項目に、やはり「以上のことから、全ての事例において、過失があったと判断された」と、患者ごとの「検証結果」の最終項目と同じことが書かれていた。調査報告書に「過失があった」という記載がなされたことに対して、主に医療関係者から驚きの声が上がった。医師らによる医療事故調査委員会が、過失の有無まで判断を明確にし、調査報告書に書き込むことは、医療訴訟などに対する影響を懸念して

避ける傾向がある。

ただ、一連の死亡事故は、保険適用外の手術をするのに倫理審査も通さず、患者への説明やその記録もきわめて不十分で、肝切除の前に必須の検査もしないなど、あまりに問題が多すぎる。一般的には、「過失があった」と書き込むことに、そう違和感があるとは思えない。医療界では「過失の有無」については、調査結果を受けて病院側が判断すべきものだという考え方が根強いのだ。

弁護団が明かした新事実

病院側が報告書のまとめ作業を進めていた頃、二〇一五年の年明けに、遺族を支援しようという動きが始まった。

患者側の立場で医療事故の解決を支える弁護士グループ「医療問題弁護団」の有志が遺族に初めて面会したのは、二〇一五年一月のある日曜日。前橋市中心部にあるビルの一室でのことである。弁護団に所属する東京の弁護士二人が、彼らにできる支援について、希望する遺族に直接説明するための顔合わせ的な集まりだった。

遺族は互いに似た境遇に置かれていながら、他の遺族と連絡をとる術を持ち合わせていなかった。取材に際し、「他の遺族に会ってみたい」「同じ境遇の人と話してみたい」「自分だけで病院と向き合うのは自信がない」という気持ちを、私たちに打ち明ける人が幾人もいた。なかには、群馬大学病院の担当者に、「他の遺族と合同の説明会を開いてほしい」と申し出た遺族もいたが、個人情報保護を理由に断られていた。医療という専門性の高いテーマで、素人の自分が専門家集団である病院とフェアで納得のいく話し合いができるのか、誰もが初めての経験でもあり、不安に思うのも無理はなかった。なりゆき上、関係者を結ぶことができる唯一の方法は、私たちがつなぎ役を務めることだった。

この日の集まりに参加したのは、腹腔鏡手術の遺族三組と、開腹手術の二組の合わせて五組一一人。この場は日程の都合で欠席したが、腹腔鏡手術、開腹手術のいずれの遺族にも、ほかにも弁護団への相談を希望している人たちがいた。

支援に乗り出したのは、医療問題弁護団のメンバーで、東京の法律事務所に籍を置く梶浦明裕である。レーシック被害対策弁護団の弁護団長として、不適切な近視矯正手術により目に障害を負った患者たちの支援に奔走するなど、熱意あふれる中堅弁護士だ。それに、梶浦から相談を受けて参入したベテラン、安東宏三。二人は、東京医科大学病院で二〇〇四年に発覚した医療事故で、被害対策弁護団のメンバーとしてともに交渉に当たり、事態を解決に導いた。

東京医大の件は、同じ医師による心臓弁膜症の手術後に患者の死亡が度重なったというもので、群馬大学病院のケースと似通ったところがあった。二人の弁護士は、遺族に対し、東京医大の件が解決するまでの道のりを振り返りながら、弁護団の役割を説明した。医療問題弁護団は、東京医大の件だけでなく、薬害エイズや薬害肝炎など、社会問題になった医療関連事件をいくつも手がけてきた歴史と実績のある法律家集団である。

弁護団は、社会的影響の大きい事件では、患者や遺族の負担を最小限にとどめるため、活動費用となる基金を設けている。これを活用して着手金なしで代理人になるなど、利用しやすい工夫をし、社会問題の解決を後押ししようというわけだ。

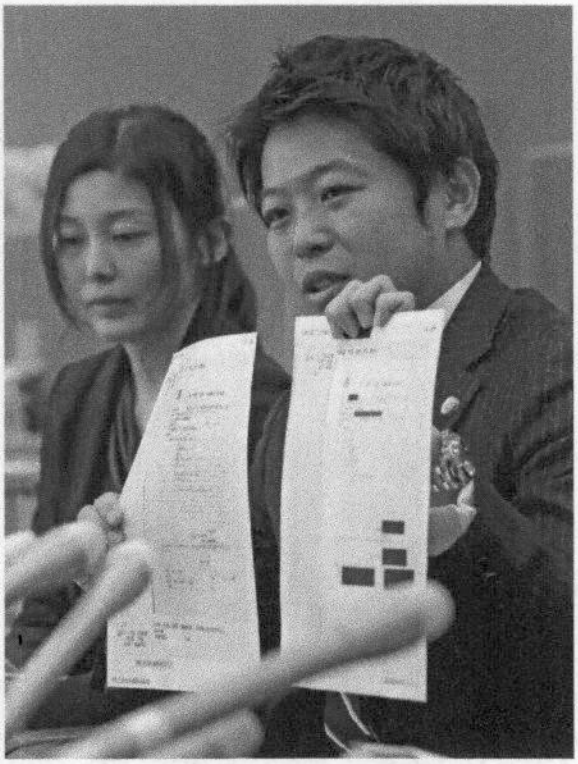
手術同意書を手に、調査結果を説明する遺族側弁護団の梶浦明裕事務局長（右、2015年３月６日）

「弁護士に相談するなんて、お金のことも心配だし、医療の問題は専門的過ぎて、私たちにはとても無理。私たち素人が、医療の専門家に勝てるものではないと、初めからあきらめていました」

弁護団との最初の面会に参加した遺族はほっとしたように、これまで病院に対して沈黙を守ってきた理由を打ち明けた。

取材に応じてくれた遺族は、腹腔鏡手

術の遺族も開腹手術の遺族も、問題が発覚する前から診療に疑問を抱いてきた人たちである。医師に改まって説明を求めたり、強く苦情を述べたりしたことはないものの、内心ではずっと悩み続け、後悔し、自分を責め、やるかたない悲しみや葛藤を抱えてきた。それだけに、相談に乗ってくれる専門家の手助けを必要としていた人もいた。

この会合の翌月、安東、梶浦のほかに、中堅・若手弁護士六人が加わり、総勢八人の弁護士からなる「群馬大学病院肝臓手術被害対策弁護団」が結成され、ベテランの安東が弁護団長に就任した。最初に弁護団への委任を決め、契約を交わしたのは、腹腔鏡手術の二組の遺族だった。七〇代の母親を亡くした姉妹、それに、八〇歳で亡くなった木村貞治さんの息子、豊さんである。この時点で、弁護団には、ほかにも複数の遺族から相談があった。

弁護団は、遺族に対し、患者のカルテや検査画像、手術の録画映像など診療記録一式を病院側に開示請求するようアドバイスした。開示された記録一式は、ある大学病院の消化器外科医に託された。二人の患者の診療内容に問題がなかったか、弁護団で独自に調査するためである。この独自調査により、目を覆うような診療の実態が生々しく伝えられることになる。群馬大学病院が調査報告書を公表するための記者会見を開いてから三日後の二〇一五年三月六日、弁護団は記者会見し、腹腔鏡手術の二例について、独自調査の結果を報道陣の前に明らかにした。

協力医の厳しい指摘は、大きなインパクトがあった。たとえば手術手技について、手術の録画映像を見た協力医は以下のように評した。

「(執刀医の) 手技はかなり稚拙である。鉗子《かんし》(注・ハサミ状の医療器具) のハンドリングもよくなく、剝離《はくり》操作、止血操作にしても全部悪い。相当下手。術野(注・手術中の目に見える範囲) も出血で汚染されており、血の海の中で手術をしているような状態。腹腔鏡の技量についてはかなり悪いといえる。無用に肝臓に火傷させるなど、愛護的操作がない。助手のカメラ操作も下手」

このとき、協力医の調査対象となった患者は木村さんら二人で、腹腔鏡の死亡者二人目と三人目に当たり、いずれも第二外科肝胆膵グループが腹腔鏡手術を導入した最初の年の患者である。おぼつかない技量で新しい領域に踏みこんだ危うさをうかがわせる。

これほど死亡例を重ねるまで改善策が採られなかったことについても、協力医は痛烈に批判し、次のように述べている。

「通常の大学病院では、予期せぬ死亡があった場合、医療安全委員会が開かれて検討をする。通常は1例何か事件が起きれば、反省して改善案を検討していく。次に同じことが起きないようにルールを作る。診療科長が何らかの処置を取るのが通常である。診療科長がしっかりマネジメントできていなかったといわざるを得ない。1年間で4人も腹腔鏡下で死亡したのであれば、通常の大学病院ではそれ自体で手術停止となる。腹腔鏡下で1例死亡したのであれば、腹腔鏡下での術式を中止することも考えられる。1例目が出た段階で検討していれば、ICG（注・肝切除の術前検査として一般的に必須とされているICG15分停滞率の測定。）を実施していない点について相当叱責された上で改善策がとられたであろう」

弁護団は記者会見で訴えた。

「病院側の調査は、教授や執刀医からの聴取が不十分で、全容が解明できていません。改めてきちんと調査をし直すべきです」

院内調査に向けられた批判

病院側が公表した調査報告書で、死亡した八人の医学的な検証結果の最終項目に、「過失があったと判断される」という一文があったことは医療関係者を驚かせたが、実はその記述に最も驚いたのは、報告書をまとめた調査委員会の外部委員である医師たちだった。外部委員が目を通し、承認のサインをした最終稿と、公表された報告書の内容が違っていたからである。

外部委員を務めた四人の医師は、この年二月に最終稿であるはずの報告書を読み、内容を了承する直筆の署名をしていたという。この段階で、彼らが見た患者八人それぞれの「検証結果」には、「過失があったと判断される」という一文はなかった。

のちに、これは四人が内容を承認してから、病院側が独自の判断で八ヵ所に加筆修正していたものだということがわかった。四人は病院側にそれぞれ問い合わせて遺憾の意を伝えた。このうち二人の肝胆膵外科医は、「過失があった」と無断で加筆されたことに抗議し、その部分の削除を求める文書を群馬大学病院に提出している。

病院側の主張によると、外部委員四人が見た段階の報告書にも、一ヵ所だけ同様の一文はあった。最後にある全体の総括的な「結論」の欄に、「全ての事例において、過失があったと判断された」と書かれていたのだ。

この部分は前述の通り、最終的に公表された報告書にもあった。しかし、これだけでは気づきにくかったためか、外部委員の四人はそのことを十分に認識していなかったようだ。確かに、これと同じ文言を個々の症例すべて、計八ヵ所も加筆されたのでは、インパクトがかなり違う。外部委員側も「個別の症例に対して過失認定までしたつもりはない」と主張している。

その是非はともかく、少なくとも、完成したはずの調査報告書に、委員全員の了解を得ることなく独自に変更を加えるのは常識的な行為とは言えない。外部委員は「委員が承認してサインした後、できあがった調査報告書に手を入れるなんて聞いたことがない」とあきれた。

病院側の説明によると、「過失があった」としたのは大学上層部の指示であり、外部委員も含めた調査委員会としての認定事項ではない。のちに、医療の質・安全管理部長の永井は記者会見の場で加筆の意図について「ご遺族にわかりやすいと思い、病院の判断で後から書き入れてしまった」と釈明し、その不手際を認めた。

これには、「病院側は過失を認める姿勢を明確にすることで批判をかわし、幕引きを急ごうとしたのではないか」という見方さえあった。

調査委員会をめぐっては、調査手法それ自体にも批判があった。調査委員会は二〇一四年八月二八日に初会合を開いているが、そこには外部委員の医師四人のうち三人が出席したものの、一人は欠席だった。それ以降、顧問弁護士以外の四人の外部委員が協議の場に出席を求められることは一度もなかった。このため、「客観的な調査と言えるのか」という疑問の声が巻き起こった。群馬大学病院は、高度な医療を担う特定機能病院として国から承認を受けていたが、深刻な医療事故の発覚で、承認を続けることが妥当なのかどうか厚生労働大臣の諮問機関である社会保障審議会医療分科会で協議されていたが、そのなかでも厳しい批判があった。

調査委員会への外部委員の出席が少なかったこと以外にも、執刀医の早瀬や、診療科長で教授の松岡に対する調査委員会の聴き取り内容が、外部委員に十分伝えられていなかったうえに、聴き取り自体も不十分だったことが問題になった。病院幹部らを中心にした内々のメンバーでおおかたの調査内容がまとめられたことが、「不公正ではないか」という疑いを世間から抱かれることにつながったのである。

最終報告書の中身や調査手法をめぐるトラブルの後、病院側は二〇一五年四月二日に東京都内で改めて調査委員会を招集し、まだ結論の出ていない開腹手術の調査も含めて、調査全体の仕切り直しを決めた。この日の会合後、永井らが前橋市内に戻って記者会見し、ことの顚末《てんまつ》を説明するとともに、会合での決定事項を発表した。「過失があったと判断される」という病院としての認識は変わらないものの、報告書からはこの文言を削除することも明らかにされた。

執刀医の反撃

調査報告書が公表された二〇一五年三月の末日をもって、早瀬は群馬大学病院を辞職している。

前年六月に病院の内部調査が始まって以降、秋にはすべての手術が停止されたのはもちろん、徐々に外来診療もできない状況になっていた。病院に出勤してはいたものの、目立たないよう事務作業をこなす日々だったという。新年度から他の病院に移されるという話が、内々には早い段階から出ていた。その後の身の振り先としては、以前からアルバイト診療に通っていた関連病院が一時は決まっていたという。しかし、三月に調査結果が明らかになったことで、週刊誌に実名や顔写真が掲載されて注目が集まり、決まったはずの就職も取り消されたといわれる。

開腹手術の調査がまだであることや、腹腔鏡手術の死亡者八人の調査にも仕切り直しの議論が浮上していたことで、大学として早瀬らの扱いが決められない状況での辞職だった。このため、退職金の支払いは保留されている。就職先も決まらないまま、早瀬は県内の関連病院で、アルバイトを転々とすることになった。

辞職する前、早瀬は、上司である教授の松岡と連名で、調査報告書に対する反論文を提出した。反論文では、公表された調査報告書で、自分たちの言い分が十分に反映されないまま「過失があった」との結論が導き出されていることに強い不満を表明し、再検討を求めた。術前評価、インフォームド・コンセントなど、問題とされていた各項目に逐一、異を唱えたこの文書は全一三ページにわたっている。

カルテの記載が乏しいことについては認め、「申し訳ない」としたものの、それ以外は、彼らなりの立場から、事細かに言い分を述べている。

インフォームド・コンセントについては、「図表を用いて、わかりやすく説明することを心がけていました。時間は一時間以上かけることとし、最後には不明な点がないか必ず確認するようにしておりました」と釈明した。死亡症例の検討も、記録はないものの実際には行っていたとの認識を示している。手術成績は、病院側の発表では「九三例中死亡八例」とされていたが、実際は「一〇三例中死亡八例」であるとし、訂正を求めた。分母となる症例数の違いは死亡率に影響を及ぼすことから、この点には強いこだわりが見られた。

特に多くの行数が費やされていたのは、腹腔鏡手術を始めるまでの準備に関する取り組みについてだ。二〇一〇年から二〇一一年にかけて数々の関連学会に参加していたこと、先進的な取り組みで知られる岩手医科大学に二回出向いて実習したこと、動物を使った技術実習を受けたことが詳細に列挙された。当初は、一部のみ腹腔鏡を使う「腹腔鏡補助下」手術を選び、一二例目以降、「完全腹腔鏡下」手術に移行したことから、「十分な体制をとっての導入だった」と訴えた。

発生した医療事故の事実関係と直接かかわりはないが、興味深いことも記されていた。開腹手術について言及した項目に書かれたもので、内容は以下の通りだ。

本委員会の調査中に、開腹の肝切除術においても10例の死亡があることが判明した、とのみありますが、この問題には情報管理上の不備から、新聞社への意図的な情報漏洩が先にあり、その対応を迫られるようになった背景があります。少なくとも、当方が、医療安全管理部長とお話しする過程では、医療安全管理部長も開腹手術症例の件が情報漏洩することを強く心配し、間もなく、その懸念通りに情報漏洩が起きたことから、開腹手術の対応を早急に迫られたものと思います。

また、少なくとも、これまでに4回分の新聞記事（平成26年11月14日、15日、16日、および12月22日）は院長、副院長、病院長補佐レベルの病院中枢の特定関係者しか知り得ないような情報が含まれており、特定の新聞社に病院の中枢から意図的に流出されたのではないかと聞いています（情報の詳細を知る医療安全管理部長が言ったことです）。しかも、そのうち11月の1回は患者さんが特定されてしまうような個人情報をも含む情報が漏洩されており、調査中にこのような違法な漏洩がなされたことに驚いています。

これらの事実に対して、院長先生が平成27年1月7日に第二外科医会員を集めて、事情説明をした上で情報漏洩が起きた問題について謝罪されました。その上で、「きちんと調査して、原因を特定してしかるべき対処をする」ことを約束されましたが、今まで、情報漏洩が起きた問題に対して実質的な対処をされないままの状態が続いています。

事態発覚の経緯に関する恨み言に、彼らがこれだけの行数を費やしたくなる背景は、折に触れ内紛を繰り返してきた群馬大学病院の過去を抜きにして語れない。

問題が報道された当初、第二外科関係者の念頭に真っ先に浮かんだのは、ライバルである第一外科の存在だったという。群馬大学病院では、外科が第一外科と第二外科に分かれ、同種の外科診療を別々に行っており、以前から対立関係にあった。

二〇一四年一一月に腹腔鏡手術の問題が明らかになって間もなく、早瀬の外来を受診した患者に付き添った家族の女性は、早瀬のおかしな反応が印象に残っているという。患者は肝臓がんで早瀬の腹腔鏡手術を受け、退院して通院治療を続けていた。

「報道されているのは、先生のことですか」

死亡例が相次いでいるという報道に触れ、不安に思った女性がこのように尋ねたところ、こんな話が持ち出されたというのだ。

「報道されているのはうちのグループのことですが、仲の悪い第一外科が、よくない情報を流しているんだと思います」

女性は「そんなことがあるんですか。まるでテレビドラマみたいですね」と言って受け流したものの、内心はいぶかしく思っていたという。

「先生はいったい何を言っているんだろうと思いました。患者には、そんなこと関係ないですよね」

患者側の立場からすれば奇妙な説明だったから、この出来事が記憶に刻まれたに違いない。彼女が話したエピソードには、当時の群馬大学病院内部の人びとの心理状態が映し出されているようだ。

内部関係者の間では、学長選に絡むリークではないか、という臆測も流れていた。手術死の続発という深刻な事態が明るみに出てなお、彼らの何より最大の関心事は、事故の原因究明や再発防止策などではなく、別のところにあった。

「誰が、誰を陥れるために内部情報を漏らしたのか？」

「このことで得をするのは誰なのか？」

誰もがそこに気を取られていた。

第3章

院内戦争

第一外科vs.第二外科

群馬大学病院の外科は、多くの大学病院が伝統的にそうであるように、大学教授の率いる講座ごとのナンバー制をとり、第一外科と第二外科に分かれていた。第一外科は一九四四年、医学部の外科学講座教授をトップに診療を始めた。第二外科はそれに遅れること一〇年、一九五四年に別の教授が新しく開設した講座を母体としている。

その後、第一外科は消化器外科、第二外科は乳腺外科の分野を中心に発展してきたといわれるが、それぞれに外科の各種診療分野を抱えつつ併存してきた。群馬大学病院の臓器別再編が行われた二〇〇二年四月、第一外科、第二外科の消化器外科は名目上、一本化され、第一外科教授が診療科長に就任した。

この頃、国立大学法人化の影響で、各地の大学は、学部より大学院に重点を置いた体制に組織改編を進めていた。群馬大学もその波に押され、外科系の講座を、大学院医学系研究科の病態総合外科学講座（第一外科）、臓器病態外科学講座（第二外科）という編成にリニューアルした。同じ時期、一部の大学では、講座と病院の診療科を臓器別に整理して役割分担できるよう組織編成がなされたところもあった。しかし、多くの大学ではそれが進まないままだった。群馬大学でも診療科の一本化は看板の掛け替えで終わり、実質的には、講座ごとに二つに分かれた第一外科、第二外科の各診療科が、それまで通り別々に同種の診療を行う体制が続いた。

　第一外科、第二外科は、それぞれに医局員やOBのいる「関連病院」と呼ばれる縄張りを持っており、医局からアルバイトや常勤の医師を派遣するネットワークとして結びついている。関連病院にとって、医局が再編されることは医師の供給が途絶える不安と背中合わせで、簡単には受け入れられないという事情があった。医局側にとっては、患者を自分たちのところにスムーズに紹介してもらうための仕組みとして、また、医局員のアルバイト収入の確保先として、関連病院が重要な役割を果たしていた。「医師を派遣した病院からは、医局に派遣料が入る」と、裏金の存在を指摘する関係者もいた。

　二〇一五年四月、前年一一月の報道で第二外科の手術死続発が表面化したのを契機に、二つの外科が非効率に分立している体制に批判が高まり、病院の診療科は統合された。それまでは、第一外科には消化器外科、呼吸器外科、乳腺・内分泌外科、移植外科、小児外科の各診療科があり、第二外科には循環器外科、消化器外科、呼吸器外科、乳腺・内分泌外科、移植外科と、同種の診療科をそれぞれ独立して二重に運営し、連携もほとんどない効率の悪い診療を長年にわたり続けていたのである。

「一外と二外は、いわば『犬猿の仲』。いがみあっていたと言ってもいい」

内部の関係者はそう語る。

伝統的に対立関係にあった両者は、古くは服装や雰囲気まで、がらりとカラーが違う時代もあったほどだったという。一外は「紳士たれ」がモットーで、ネクタイ着用に革靴。「現場主義」の二外は、ノーネクタイでスニーカーやサンダル履き……といったふうに。近年は、さすがにそこまで極端ではなかったが、それぞれに特徴が異なっていた。

「一外と二外は術式も違いました。一外はオーソドックスな手術しかやらないんですが、二外は変わった手術をやるのが好き。スタンダードじゃない手術をやりたがる傾向がありました」

そんな病院関係者の話もある。

これとは別に、群馬大学病院には、大きく分けて二つの勢力があると言う人もいる。一つは、東大出身者を中心とした旧帝大系、もう一つは、群馬大学を卒業し、大学病院に残った生え抜き組中心のグループだ。しかし、それは、東大をはじめ旧帝大出身者によるポストの侵食を快く思わない生え抜き組からの見方であって、旧帝大出身者は決して結束が固いわけではなかった。「仲がいいとは言えない。いや、むしろ仲は悪いと言ったほうがいいかもしれない」という認識を持つ人もいる。冷徹な利害打算によって離合集散していただけ、とでも言おうか。その一方で、生え抜き組には、旧帝大出身のエリートたちに負けまいと共闘する意識があった。

直近の体制下における第一外科と第二外科は、旧帝大出身者が教授を務める第一外科に対し、群馬大学を卒業した生え抜きがトップの第二外科と、教授の経歴にはっきり違いがあった。第一外科と第二外科の対立には、伝統的なカラーの違いに加え、教授の出自の違いも影響していた。手術死で問題になった執刀医の早瀬稔（仮名）が所属していたのは第二外科で、そのトップであった教授の松岡好（仮名）は、一九八二年に群馬大学医学部を卒業し、前任教授の後継指名を大きな足がかりとして、二〇〇六年一一月に教授に就任した。それに対し、第一外科の教授は、旧七帝大の一角を占める九州大学卒で、一九九八年五月に群馬大学教授に就任していた。第二外科の前任教授は、群馬大学の生え抜き組ではないものの、九州の地方大学出身だった。第一外科教授とは同じ九州の出でありながら出身大学の格が違うだけに、「複雑な感情を抱いていたのではないか」と周囲からは見られていた。

常日頃から、「一外には負けるわけにいかない」と、医局員に檄《げき》を飛ばしていたという。「一外との対立を煽《あお》っていた」と見る者も少なくない。

奇妙なことに、松岡と第一外科教授は、いずれも消化器外科医だ。同じ大学の外科に同種の分野の教授が二人いるようなもので、それだけで不自然に見える。医療が高度に専門分化してきたなかで、診療や研究の効率を考えれば、分野別に組織を整理・

再編するのが時代の要請だったはずだが、それに逆行するようなありさまだったと言えるだろう。こうした不可解な事態の始まりは、松岡が第二外科教授に就任した二〇〇六年以前にさかのぼる。

それまでの第二外科は、教授の専門が循環器外科で、消化器外科が専門の教授をトップとする第一外科とも、一定程度の住み分けはしている形になっていた。しかし、前任教授の時代に、第一外科との対立関係は、むしろ激化していたという。

前任教授は一九九一年二月、「実績ある優秀な心臓外科医」と期待され鳴り物入りで群馬大学教授に就任した。

「あの頃の第二外科は、乳腺外科はなかなか頑張っていたのですが、心臓外科の手術は振るわなかった。だから、手術のできる人、と期待されて来たのが彼だった。しかし、期待が大き過ぎたのかもしれない……」と、当時の教授の一人は言葉を濁す。

前評判の盛り上がりとは裏腹に、周囲の熱が冷めていくのに時間はかからなかったようだ。循環器内科の医師たちは、自分たちの患者に手術が必要になった場合、同じ群馬大学病院の外科ではなく、県外の大学病院を含めた他の病院を紹介するようになっていった。

有力助教授はなぜ外されたか

近年、第二外科の第一外科への対抗意識がより際立つようになったのは、松岡の前任教授の時代だといわれているが、その象徴的な出来事が、双方が熱心に取り組んだ生体肝移植をめぐる対立だった。

一九九〇年代、当時の先端医療として、医療界だけでなく、社会の注目を集めていた生体肝移植。それを群馬大学病院にも採り入れようと、第一外科と第二外科は激しい先陣争いを繰り広げた。どちらが先に一例目を成功させるか。どちらが多くの症例を手がけるか。それが、第一外科、第二外科いずれの消化器外科医にとっても大きな課題だった。

関係者は振り返る。

「一外と二外は、どちらも競って生体肝移植をやろうとしていて、二外では、松岡先生ら当時の中堅医師が何人か順番に、臓器移植の先進地であるアメリカのピッツバーグ大学へ留学させられていました。その後は、この道の権威である田中紘一先生のいた京大へ若手医師を順次派遣して、生体肝移植を学ばせるということも始めました。田中先生が群大に来て、実際に生体肝移植を執刀したこともありました。問題になった早瀬先生も、京大に勉強に行っていた時期があったんですよ」

第一外科のほうは、教授の出身母体である九州大学から支援を受け、第二外科に対抗した。移植外科の中心メンバーとして九大から専門の外科医を迎えたほか、九大に若手を派遣し、移植を学ばせていたという。

一九九九年一〇月、群馬大学病院初の生体肝移植を達成したのは第二外科だった。それに遅れること一年、二〇〇〇年九月と一一月には、第一外科が立て続けに、群大で二例目と三例目に当たる生体肝移植を行っている。

第二外科による群大初の生体肝移植には、京大から田中ら経験豊富な医師が参加していた。移植後は記者会見を開いて経過を発表し、先進医療の導入をアピールした。県内メディアは、これを大々的に報じた。

当時、第二外科で移植チームの中心にいたのが、消化器外科手術を主に担っていた助教授(注・現在の「准教授」に当たり、教授に次ぐ立場)だった。

彼は次期教授への意欲が旺盛と目されていた。後輩たちによれば、手術が好きで好きでたまらないというタイプ。「よくオペ(手術)の夢を見る、と言っていたのを聞いた」と話す者もいる。この助教授は外科医として技術はあったが、難しい手術、変わった手術にチャレンジすることへの貪欲さも人一倍で、「手術適応の判断に無理があった」とも言われている。気性は激しく、昔ながらの外科医にありがちな体育会系。医局員を邪険に扱い、怒ると手が出ることもあったそうで、泣かされるような目にあった者もいるが、彼に手術の手ほどきを受けた中堅や若手の医師も少なくなかった。ただ、この第一外科に対して対抗心をむき出しにしていたという。

助教授の振る舞いは、徐々に周囲の不興を買うようになってゆく。関係者によると、第二外科の前任教授は当初、自身の後継者にはこの助教授を念頭に置き、論文を数多く書いて実績を積むよう指導していたという。しかし、その状況は、いつの頃からか変化していった。

「助教授の態度が傍目《はため》にも横柄に見えるようなものになっていったのです。事実上、自分が現場を指揮しているという自負があったのでしょうか。前任教授とすれ違っても、頭を下げることさえしないほどでした」

関係者は、当時の様子をそのように語る。

第二外科トップの座に就くことを間近に見据えていたためか、助教授は、自身が専門とする消化器だけでなく、循環器や呼吸器、乳腺といった他の診療科グループに対しても意見するようになり、医局内に不協和音が生まれたともいわれる。同じ医局でも、各診療科グループはそれぞれの領域に干渉せず、お互い好きなようにやることで人間関係のバランスをとっている面があったからだ。医局内の複雑な人間関係や第一外科との無益な対立に嫌気が差し、彼の下で仕えてきた後輩の消化器外科医たちも、一人減り二人減りと、櫛《くし》の歯が欠けるように大学病院から離れていった。

そうしたなかで教授候補に浮上してきたのが、当時、助教授の下の講師であった松岡だった。いつの間にか、前任教授は松岡のほうを後任にしようと考え始め、それを公言するようになっていた。診療の評判はどうあれ、当時、前任教授は病院長であり、大学の理事も務める有力者だ。松岡はその強力な後ろ盾を得た形だった。

部下に恐れられる助教授とは対照的に、松岡は取っつきやすく、「酒好きな気のいいオヤジ」といったタイプ。一見、温厚そうで攻撃性を感じさせず、医局員を威圧する雰囲気はまるでない。時に辛辣《しんらつ》な発言をすることもあったが、基本的には陽気で人当たりがよく、後輩の面倒見も悪くなかった。仕事の上では、外科医といっても手術は得意なほうでないことは、周囲にはよく知られていた。臓器移植で有名なピッツバーグ大学へ研究留学の経験があるとはいうものの、研究面でもそう目立った業績を上げているという話は聞こえてこない。

「前任教授からは、自分の思うように動かせる、言うことを聞くから使いやすい、と見られていた」という評がもっぱらだった。何より、横柄な態度さえ見せるようになっていた助教授より、前任教授にとって御しやすい相手には違いなかった。松岡とは同級生の盟友で、一連の問題発覚後に病院長に就任した田村遵一や、前任教授の次に病院長となった皮膚科教授で、松岡が学生時代に所属したバレー部の先輩である石川治らを中心に、群馬大学卒の生え抜き組も、仲間の教授就任を全面的にバックアップしたという。前任教授のこうした変化について、周囲には、「学長の座を視野に入れていただろうから、派閥を作りたかったんじゃないか」と見る向きもあった。

そんな事情から、このときの教授選はもめにもめた。教授に手が届きそうなところまで来たかに見えたものの、あと少しのところで見放された助教授も、前任教授の意向に逆らって立候補した。

関係者によると、あるとき、前任教授は第二外科の医局員を大講堂に呼び集め、約六〇人を前に、助教授に対する痛烈な批判を一席ぶった後で、全員に無記名投票をさせた。実際の教授選考は教授たちの投票で決まるのだが、医局員としては、松岡か助教授か、どちらが教授にふさわしいと思うか、その人物の名を書くように、というのである。結果は、圧倒的多数で松岡に軍配が上がった。権力の風向きを見せつけられた医局員たちは、ほとんどが松岡に投票し、助教授の名を書いた者は、数人に過ぎなかったという。

怪文書乱れ飛ぶ教授選

助教授は早々に候補から消え、最終的に、第二外科の教授候補は三人に絞られた。

松岡のほかに残った候補は、群馬大学を卒業し、東京の大学病院で修業を積んでいた心臓外科医と、同じく群馬大学を卒業後、いったん第二外科に入局したものの、西日本の大学病院に転じていた乳腺外科医だった。

実は当初、大学側が後任として求めていたのは優秀な心臓外科医であり、初めの段階で絞り込まれた候補の多くが心臓外科医だったという。「第二外科出身で、今は他県の大学病院で教授として活躍している心臓外科医も、この教授選に出た」という話もある。第二外科のOBや、当時、大学にいた他の分野の教授の多くは、少なくとも最初のうちは、「二つの外科の教授がどちらも同じ消化器外科というのはまずい。心臓が専門の教授の後任なら、心臓外科医を選ぶのが筋ではないか」と考えていた。循環器は第一外科にはない分野で、二つの外科の住み分けという意味でも合理的と誰もが思った。

最終候補三人のなかに残った心臓外科医も、そうした意見を持つ関係者に声を掛けられて立候補を決意したといわれる。しかし、自身の後継者として松岡を推していた前任教授は、不思議にも自分が取り仕切ってきた分野から後継者が出るのを望まなかったことになる。「この心臓外科医が研鑽《けんさん》を積んだ東京の大学病院は、群馬大学の内科が同じ院内の外科を飛び越して患者の紹介先に選ぶこともあった病院の一つだった。前任教授としては、そんなところから後任を送り込まれるのは承服できなかったのではないか」という見方がある。

また、以前の第二外科は乳腺外科が主流であり、松岡の前任教授が就任する前は乳腺外科医が教授を務めていた。乳腺外科は第二外科において伝統ある分野だったわけで、乳腺外科専門の教授候補が出ることも、不思議ではなかった。

選挙戦は激戦の様相を呈し、松岡を推す勢力によるものと見られる攻勢は、誹謗《ひぼう》中傷も含め、なりふり構わないものと周囲には映った。松岡の対立候補については、「あいつは性格が悪いから医局をまとめきれない」などと人格攻撃を中心としたネガティブな噂がまことしやかに流され、怪文書が出回った。はるか昔の学生時代や医師として駆けだしの頃のエピソードに尾ひれがつき、面白おかしく脚色されて、歪《ゆが》んだ形で伝えられたともいわれている。

最終候補に残った三人は、選考委員を務める教授たちの前で、診療や研究、教育について自らの方針をアピールするプレゼンテーションを行った。このときの様子を知る人のなかには、松岡を推していた選考委員による、他の候補に対する露骨に冷ややかな対応を記憶している人もいる。

群馬大学では当時、教授選の最終候補に残ると、投票権を持つ教授たちの研究室を個別に訪ね、挨拶回りをするのが習わしだったという。このときの教授選では、「挨拶にやってきた教授候補が、流布されている悪評とは違った感じの人物なので驚いた」と言う教授もいた。

結局、三人のうち心臓外科医が真っ先に落とされ、残る二人の決選投票を制して教授の座を射止めたのは松岡だった。

このとき、第二外科教授の座を逃した心臓外科医は、のちに埼玉医科大学国際医療センターに心臓血管外科教授として迎えられ、その後、東京女子医大教授に転じた新《にい》浪博士《なみひろし》だ。ローソンやサントリーの社長を歴任する新浪剛史《たけし》を兄に持つ彼は、埼玉医大に移ると、この分野でトップクラスの手術件数をこなし、著名な心臓外科医の一人として数えられる存在になった。そうなってからは、群馬大学の関係者にさえ、「あのとき、彼が第二外科の教授になっていれば、こんな問題は起きることなく、群大病院の診療レベルは、もっと上がっていたに違いない」と、惜しむ声がある。

「医師としての実力より、内部の政治抗争で教授が選出されている。それは、いわば群大の伝統みたいなものです」

そんな自嘲気味の「自己分析」も聞こえてきた。

第二外科の講師という立場から、教授候補と目されていた上司の助教授を飛び越え、外部からきた実力ある候補を抑えた松岡は、二〇〇六年一一月、第二外科の第五代教授に就任した。前任教授は、病院長兼大学理事として群馬大学に残っていたものの、この年三月で教授の立場は退いていたから、八ヵ月の教授不在期間を経て、ようやく後任が決まったのだった。

松岡は、消化器外科が専門の教授として、同じ消化器外科医の教授をトップに戴《いただ》く第一外科に対し、それまで以上に競争意識を強めるようになったといわれる。紆余曲折を経てトップの座を射止めたことで、さらなる野心が芽生えたのだろうか。ある意味、温厚そうな人柄を買われて教授に推された松岡を、対立関係にあった第一外科ともうまくやっていけそうな「調整型」と見る向きもなくはなかったが、現実はそう簡単ではなかった。「教授になってから、松岡先生は変わった」という声も聞かれるようになった。

「一外と二外は百年戦争になる」

この頃、そんなふうに囁《ささや》き合う関係者もいた。第一外科教授にしても、自分と同じ消化器外科医の教授就任を歓迎していたはずもない。第一外科と第二外科は後々、教授選の度に、お互いにとって有利な候補を勝たせようと争い、長きにわたり対立の連鎖が続くのではないか……。そんな臆測が流れたのも無理はなかった。

他方で、第二外科は、第一外科に対抗する以前に、教授選をめぐって内部分裂の形になった組織の立て直しを迫られていた。教授選に敗れた助教授が、居づらくなった大学病院を去ると、第二外科の消化器外科手術を仕切ってきた彼に指導を受けた働き盛りの外科医たちが、大学病院からさらに遠ざかるのは必然とも言える。新たなスタートを切る第二外科にとって、手術のできる人材確保は喫緊《きっきん》の課題だった。それまで消化器外科手術に関しては、助教授が主力として第二外科を支えてきた一方、松岡自身は、消化器外科医であるとはいえ、手術が得意なほうではないというのがもっぱらの評判だ。手術実績で第一外科に対抗していくためには、手薄になる消化器外科の陣容を、どうしても立て直さなければならなかった。

松岡は翌年の二〇〇七年四月、かねてお気に入りの存在だった後輩の中堅外科医を、関連病院である前橋赤十字病院から大学病院に呼び戻した。この中堅外科医こそ、後に肝臓の腹腔鏡手術をはじめ多くの手術で患者を亡くし、注目されることになる早瀬だった。

セクハラ問題

第二外科の教授ポストをめぐる激しい攻防は、後々しこりを残したが、二〇〇六年一一月に松岡が教授に就任する前後、第一外科の不祥事が次々に発覚したのも、第二外科との対立が背景にあると関係者には見られていた。

第一外科にはそもそも、大きな弱みがあった。

二〇〇五年一一月に行われた生体肝移植で、ヘパリン（血液凝固阻止剤）の投与量を間違える医療ミスが起き、それが引き金となって硬膜外血腫を起こしたドナーに下半身マヒという重い障害が残ったのである（第1章37〜38ページ参照）。患者のほうも、移植からわずか四ヵ月後の二〇〇六年三月、感染症で死亡した。ドナーに重い後遺症が残ったという事実は、教授選にまつわる学内の政争が激化していた二〇〇六年七月に記者会見で明らかにされた。医療ミスが発生してから八ヵ月も経過しての発表をいぶかしむ声もあった。明らかなミスによる深刻な事故だけに、本来、速やかに発表してしかるべきケースである。その理由については、「リハビリで回復する可能性もあったため」などと説明された。

記者会見の前月、第二外科は別の重大事故で警察沙汰になり、病院が記者会見を開く事態になっていた。心臓手術を受けた患者が、静脈から心臓の中へ通したスワンガンツと呼ばれるカテーテルを、誤って心臓に縫いつけられた。そうとは気づかぬまま、医師が術後にカテーテルを抜こうとして引っぱったところ、心臓が裂け、患者は大量出血を起こして死亡した。深刻な医療ミスで、心臓を専門とする前任教授の直弟子が起こした不始末だった。そのため、半年以上も前に起きた第一外科による生体肝移植の事故が、直後に発表されたこととの関連性を取り沙汰する臆測が流れた。

生体肝移植は、生きたドナーにメスを入れて健康な肝臓の一部を切り取り、患者の病んだ肝臓の代わりに移植するというものだ。脳死臓器移植がなかなか進まない日本において、いわば苦肉の策として広がった。もともと健康なドナーの体に傷をつけるからには、その安全は最も重要視されなければならない。ドナーの死亡例はこの時点ですでに国内に一例、二〇〇三年の京大のケースがあり、大きな問題になった。ドナーに重度の障害が残ったのが明らかになったのは、群馬大学病院のこの症例が初めてで、しかも診療上のミスが原因とあって、きわめて深刻な事態だった。

このとき、外部の専門家を交えた調査委員会が設けられ、ドナーが障害を負った例だけでなく、群馬大学病院が手がけた過去の生体肝移植すべてについて調査が行われた。結果をまとめた報告書は、二〇〇六年一二月に公表された。第二外科の新しい教授に松岡が就任した翌月のことである。

報告書によると、群馬大学病院で一九九九年一〇月から二〇〇六年六月までに行われた生体肝移植五一例（患者五一人、ドナー五二人）について調べたところ、患者が退院することなく死亡したのは一八例（三五・三％）。その内訳を見ると、第一外科が三五例中死亡一四例（四〇％）、第二外科が一六例中死亡四例（二五％）だった。全国平均では、一年以内に患者が死亡する例は二〇％程度で、群馬大学病院では、より死亡率が高かったことがわかる。

一連の症例を検証した他大学の専門家は、第一外科と第二外科がそれぞれ別々に生体肝移植を手がけるという群馬大学病院の異様な状況に対して、人材が分散して非効率的であると批判し、以下のような意見を寄せた。

同一施設で別個（第一外科と第二外科）に生体肝移植を担当するチームが存在することは、日本国内ばかりでなく欧米においてもほとんど例を見ない。

これを受け、当時の病院長であった第二外科の前任教授は、記者会見で明言した。「来年春をめどに第一外科と第二外科に分かれていた移植チームを一本化する」

しかし、効率化の方向を目指しているはずが、一一月には第一外科のトップと同じ消化器外科医である松岡が、第二外科の教授になるという不合理がすでに生じていた。

一度は第二外科の教授候補と見られながら、松岡にその座を奪われた助教授は、生体肝移植の導入に熱心に取り組み、第一外科に対する競争心も人一倍強かったといわれる。それに比べて、一見のんきなキャラクターの松岡であれば、第一外科とも共存共栄してゆけるのではないか、という楽観論もなくはなかった。しかし、教授になった松岡が、そう円満にことを進められたわけではない。第一外科と第二外科の対立は、教授の交代により好転するどころか先鋭化し、診療の「一本化」など実現するはずもなかった。

松岡の前任教授は、二〇〇六年三月末で教授は退いたものの、病院長として残っていたが、退任を前にした二〇〇七年三月の教授会で、第一外科の生体肝移植について「医学部全体の問題として検証を行っていただきたい」との意向を表明した。具体的には、執刀医の技術が未熟だったことや、ホームページに書かれた手術成績と経歴が不正確だったことなど、調査委員会がすでに指摘した内容を検証し直すということだった。この年の夏、学内に第一外科の生体肝移植を改めて検証するための委員会が発足した。

同じ頃、第一外科の助教らによる女子学生へのセクハラも問題になっていた。のちに大学が発表したところによると、二〇〇七年六月、第一外科で実習していた学生と教員との懇親会で、深夜にカラオケ店へ出かけた助教の男性医師二人が、参加していた女子学生にダンスを強要し、教授もそれを止めなかったうえに自身も女子学生とダンスをした、という内容だった。これにより、助教二人は八月末で大学病院を退職し、第一外科教授は一〇月に減給の懲戒処分を受けた。

「実際に問題が起こっていたとはいえ、当時の第一外科バッシングは異常だった。特に、すでに検証を終えていた生体肝移植の問題を蒸し返したことは不自然にも思われ、学内には、『第二外科による第一外科つぶし』という見方もあった」

当時を知る教授の一人は語った。

呼び戻された男

早瀬は二〇〇七年四月、古巣の群馬大学病院に戻った。前の年の一一月、彼が所属する第二外科の教授に就任したばかりの松岡の求めに応じた形だった。

松岡は、外科医ながら手術の実績は乏しく、臨床よりむしろ動物実験などによる医学研究のほうに熱心な医師と見られていた。臓器移植の先進地として知られるアメリカのピッツバーグ大学に留学経験はあるものの、日本の医師免許だけではアメリカで医療行為はできないこともあり、留学先では臓器移植関連の研究に取り組んだ。教授選で敗れた助教授が無類の手術好きだったことからすると、対照的な存在だった。この助教授が大学病院で勢力を持っていた時期、講師だった松岡は長きにわたり「手術を干されていた」という話もある。そのきっかけは定かでないが、手術経験を積む機会が少なければ、当然ながら技術面の向上は難しい。

手術が決して得意ではない松岡にとって、消化器分野の手術で中核を占めていた助教授とその直弟子たちが抜けた第二外科を率いるには、手術のできる人材の補充は不可欠だった。早瀬がそれまで勤務していたのは第二外科の関連病院である前橋赤十字病院だ。そこで早瀬は手術の経験を積んでいたが、同じ職場に第二外科出身の経験豊富な先輩外科医がおり、その支援を受けられる環境だった。この時点で、大学病院で現場を仕切れる立場になるほど、早瀬に実力があったかどうかは定かでない。

早瀬は、公立高校としては東大合格者が多いことで知られる首都近郊の名門進学校を卒業後、群馬大学医学部に進み、一九九三年に医師免許を取得した。父親は工学系の大学教授で兄も医師というインテリ家庭に育った。どちらかというと口数が少なく温和な性格で、人柄を悪く言う声はあまり聞こえてこない。関係者によると、早瀬が群馬大学病院に戻って間もない頃、肝臓がんを患った父親が入院していたこともある。父親は診療の甲斐なく二〇〇八年に亡くなったが、実家からわざわざ群馬まで呼び寄せ、肝胆膵の領域を専門とする自分の手元で治療を受けさせたという。

大学時代は水泳部に所属し、各運動部の猛者《もさ》が集まるスケート部のメンバーでもあった。医学部の運動部仲間が集う飲み会では、羽目を外した先輩に命じられるまま、浴びるように酒をあおった。

「彼は、おとなしくて従順な性格。先輩にも絶対に逆らわなかったから、飲めと言われれば、いくらでも飲んだ」

そのように言う者もいれば、違った見方をする者もいる。

「口下手で芸ができるタイプではないので、場をもたせるには、一気飲みでもするしかなかったのかもしれない」

ノーと言えない性格のためか、あるいは話術で盛り上げるのが不得手なためか、宴会では飲みっぷりを披露するのが同窓生の印象に残る姿だった。

群馬大学医学部出身者にとっては、学生時代にどこの運動部に所属していたかが、後々までかなり重要なことであるようだ。医学生のうちから、部のOBである先輩医師の勤務先まで回って活動資金のカンパを募ったり、進路について相談したりして、交流を深めることもある。医師になってからも、同じ部の出身者同士は、仕事の上で協力したり、配慮しあったりするのが常だ。部活の縁で診療科同士の仲がいいと、少々無理な依頼も聞いてもらえる、というふうに。逆に、学生時代から培った先輩後輩の厳しい上下関係やグループ内の密接な仲間意識は、上に立つ人間には物を言いにくく、縦割りで排他的な風通しの悪さにもつながっていた。学生時代の狭く硬直した人間関係が、医師となってからも延々と続くありさまが、群馬大学病院に独特の文化と風土を作り上げるのに与えた影響は大きかったと言えるだろう。

早瀬は、水泳部仕込みのすらりとした体形に端整な面立ち、優しげで穏やかな語り口のせいか、若い頃から女性にもてていたという。看護師ら職場の女性たちから「イケメンの先生」と評され熱を上げられることもあり、女性関係の噂が同僚の話題に上ることもしばしばだったようだ。女性の人気だけでなく、周囲の早瀬に対する人物評は、いずれも決して悪くない。

「後輩にも優しくて、暴力を振るったり声を荒らげたりしているところは一度も見たことがない」

「コミュニケーションが下手なところがあり、不器用だけど、まじめにコツコツ努力する人間」

「上に言われれば、文句を言わずに黙々と頑張る」

「彼の仕事ぶりは、自分から何かを提案したり積極的に発言したりするというより、指示されたことを着実にこなしていく感じ」

「ずるいことをしたり、うまく立ち回ったりできないタイプ」

「面倒見がいいから、患者さんにも優しく接し、説明も丁寧だったに違いない」

「患者さんを紹介すると快く引き受けてくれて、他の医師にも頼りにされていた」

「いつも夜遅くまで働き、患者さんをよく診る仕事熱心な医師だった」

関係者による早瀬の人物評から浮かんでくるのは、物静かで温和、要領のいいほうではないが、ひたむきに努力する勉勉な人間像であり、医師像だった。いかにも大学病院のエース外科医という野心あふれるイメージとはほど遠かった。

「松岡先生は人当たりがよくていい人だけど、手術はできないし、研究でぱっとした業績があるわけでもない。はっきり言って、そんな松岡先生を医師として尊敬し、ついていく人間はなかなかいなかった。そういうなかで、まだ松岡先生が教授になるかどうかなどまったくわからないうちから親しくつきあっていたのが早瀬先生。だから松岡先生にとって早瀬先生は、かわいくてしょうがなかったんじゃないですか」

ある関係者は、早瀬と松岡の間柄を、そう分析してみせた。

誰にも止められない

松岡の早瀬に対する寵愛《ちょうあい》ぶりは、第二外科はもちろん、病院内で彼らと接点のある関係者なら誰もが知るところだった。手術が得意でない松岡の代わりにメスを振るってくれる存在が早瀬であり、二人は一心同体のような関係に見えたという。

第一外科に対抗するには、手術の実績を上げなければならない。松岡が教授に就任し、早瀬が大学病院に戻ってから、消化器外科、特に肝胆膵外科の患者を増やそうという気運は高まっていった。

「松岡先生は、周辺の中小病院や開業医にも、患者を紹介するよう積極的に呼びかけていた」と話す人もいる。

手術実績を伸ばすのと同時に、早瀬はせっせと論文を書いた。論文と言っても、レベルはそう高いとは言えない症例報告が中心だが、主だった外科系の学会で、毎回のように発表もした。

そもそも、群馬大学病院の経営は深刻な赤字で、それを補うために、収益の上がる手術を増やすということは、病院を挙げての大きな目標でもあった。病院長補佐として財務を担当していた時期もあるという松岡は、ベッドの回転率を上げる入院期間の短縮や手術件数の増加といった収益アップにつながること、手術に使う材料など物品のコストダウンに、教授陣のなかでも人一倍の熱心さで取り組んでいたという。第二外科は手術件数を増やし、病院内でも「稼ぎ頭」と呼ばれるようになっていった。群馬大学病院は、二〇一〇年度には一〇〇床あたりの手術数が全国の国立大学病院で第一位になっている。手術を次々にこなす外科医として貢献していたのが早瀬だったのである。

「早瀬はすごい。本当によくやっている」

そんな調子で、松岡が早瀬を褒めちぎるのを聞いたという関係者は多い。

「とにかく早瀬先生のことはベタ褒めでした。松岡先生の言うすごいっていうのは、稼いでいるっていう意味じゃないかと思います。とにかく手術を数多くやって、稼いでいるという」

自分の要求を黙々とこなし、実績を上げる忠実な部下。早瀬に対する松岡の信頼が深まるのに伴って、早瀬の第二外科内部での力も増していった。実は、早瀬が大学病院に戻った二〇〇七年四月から二年の間、第二外科には早瀬より三年先輩の消化器外科医が残っていた。この先輩医師は、松岡の教授就任で大学病院を去った助教授に手術の指導を受け、特に肝胆膵外科専門というわけではないものの、消化器外科全般の手術の技術は早瀬よりずっと上位にあったといわれる外科医だが、二〇〇九年春、群馬県内の民間病院にポストを得て、大学病院を去っていった。

早瀬が大学病院に戻ってから、松岡の早瀬びいきに辟易《へきえき》したのか、この先輩医師と早瀬らの人間関係は、早々に冷え切っていたという。第二外科の肝胆膵外科手術では、二〇〇七年度の一年間だけで五人の患者が手術後に死亡しているが、そのほとんどの手術に先輩医師は関与していなかったようだ。おそらく死亡例は、早瀬と松岡のほかは、若い医師が手伝った手術だった。しかも教授の松岡は、記録上は名を連ねていても、実際は手術に参加していなかった可能性もある。とはいえ、参加していたとしても、肝胆膵外科の手術で指導者として支援ができたかというと、難しいのが実情だったろう。

群馬県では、田舎の病院に行くほど、医師は大学病院よりはるかに高額な給与が得られる傾向にあり、安定した高収入が約束される。先輩医師たちが、人間関係の崩壊した大学病院で不遇の毎日を送るより、待遇のよい別の病院に移ろうと考えたとしても不思議はない。松岡の早瀬に対する手放しの寵愛ぶりからすると、それ以上、大学に残ったところで、彼らにとって将来の展望は開けないと考えたのかもしれない。

この先輩医師が大学病院を去ってから、第二外科の消化器グループでは、入局年次、経験年数とも診療科長の松岡に次ぐトップとなった早瀬は、教授の絶大な信頼を後ろ盾に、思うまま振る舞える立場になった。

「誰も早瀬先生に口を出せる人間はいなくなったそうです。早瀬先生は後輩に横暴な態度をとったり、手を上げたりするような人ではないけれど、病院にいなくちゃいけないときに姿が見えないとか、ふだんの行動はやりたい放題だったらしい。治療方針についても、早瀬先生の思い通りだったんじゃないですか」

他科の関係者はそう語る。第二外科のそんな状況は、科の外にも聞こえるようになっていた。

のちに腹腔鏡下肝切除を受け、八人の患者が死亡していた事実が発覚し、肝臓を切除する前には原則として不可欠とされる検査が行われていなかったことが、診療上の問題としてクローズアップされた。たとえば「ＩＣＧ15分停滞率」という値を調べる術前検査である。インドシアニングリーン（ＩＣＧ）という色素を静脈に注入し、それが一五分後、どれくらい血中に残っているかで肝臓の解毒状況を測るというものだ。これにより、患者の肝機能の状態がわかり、切除できる許容範囲はどれくらいか判断するのに有用な材料の一つになる。

早瀬が、肝切除をする患者にＩＣＧ検査をしていなかったことについて、実は内部でも、「これで大丈夫なのか」と疑問視していた医師がいたという。肝切除の適応や切除許容範囲を決める指標として、肝臓外科の権威で東大名誉教授の幕内雅敏《まくうちまさとし》のグループが考案し、国内で広く用いられている「幕内基準」を使って評価するなら、この検査の数値が必要となる。患者の状態にもよるが、多くの場合、手術を安全に行うために必要な術前検査であることは、肝臓を扱う外科医の間で常識とされている。

大学病院の医師は、県内の関連病院をはじめ他の病院でも勤務経験を積むのが一般的だから、たとえ経験の浅い若手医師だったとしても、前に勤務していた病院では当然のこととして行われていた検査が、大学病院では省略されていることを不審に思って当然だろう。「なかには、そのことを直接、指摘した医師がいた」という話もある。

しかし、術前検査のあり方が改められることはなかった。教授の寵愛を一身に受ける、グループの最年長者。いずれは教授の後継となる最有力候補と目される医局のエース。その早瀬に、真っ向から意見することができ、正しい主張を通せる者など、もはや第二外科にはいなくなっていた。

薄給を補う裏技

大学病院で働く医師の給与は、一般的な民間病院の勤務医に比べると、極端に低水準である。

早瀬は、腹腔鏡手術の問題が明るみに出た翌年の二〇一五年三月末に退職するとき四〇代後半で、肩書は大学の「助教」だった。助教といえば、かつての「助手」に当たる立場であり、准教授（旧称＝助教授）や講師より下位になる。群馬大学関係者によると、四〇代の助教の年収は、人により多少の差はあるものの、五〇〇万円程度ではないかという。それに比べ、周辺の民間病院で働けば、年一〇〇〇万〜二〇〇〇万円の収入が得られる。大学病院の医師と言えば聞こえはいいが、待遇は一般的な病院をはるかに下回るということになる。大学病院には難しい症例が集まりがちなことを考えても、一見、経済的には割に合わない職場と言えるかもしれない。

しかし、話はそう単純ではない。これを補うための裏技として、大学病院の医師は当たり前のように、関連病院でのアルバイト診療を行っている。医師のアルバイト料は一般の常識をはるかに超える高額なもので、群馬のような地方では特に、少なめでも半日で五万円程度は稼げるのが普通だという。群馬県内では医師不足に悩む地域もあり、地域病院は金を積んで何とか医師を確保する。関係者によると、安いほうで半日五万円前後から、夜間当直を含め丸一日で一五万円という高額なアルバイト料が手に入る場合もある。そういう事情だから、週に二〜三回もアルバイトに行けば、大学病院でも民間病院の常勤医に勝るとも劣らない収入を確保できるというわけだ。

かつて大学の医局には、研修医をはじめ若手医師が大勢おり、奴隷同然にこき使われたというが、そのおかげで大学病院が人手に困ることはなかった。しかし、二〇〇四年に新しい臨床研修制度が導入されると、医学部を卒業して医師免許を取得したばかりの医師が、大学の医局に所属せず自分の希望する研修先を選ぶことができるようになった。そのため、若い医師が魅力ある都市部の病院に流れ、それ以前のように、大学の教授が一手に人事権を握り、地域病院も含めて人材の配置を意のままに動かすことはしにくい状況になった。

その影響で、特に人材の確保が難しくなったのは地方の大学病院だ。困り果てて周辺地域の関連病院に派遣していた中堅医師を大学へ引き上げたことで、地域病院の医師不足が深刻化したという「副作用」も問題になった。

群馬大学病院もその煽りを受け、人材確保が難しくなっていた。若い世代の医師が、仕事が過酷になりがちな外科を避け、眼科や皮膚科といった比較的プライベートの時間が取りやすい診療科に集まる傾向から、外科医不足が進んでいたことの影響もあった。加えて、第二外科には、第一外科との対立や教授ポストをめぐる激しい抗争に嫌気が差して大学病院と距離を置く者もいたため、働き盛りの人材不足に拍車がかかったという個別の事情もあった。

「松岡先生はずいぶんアルバイト先を増やしたんですよ。『大学病院にいても結構稼げるよ』とアピールすることで、医師を集めようというわけです。医局員には、積極的にアルバイトをやらせていました」

これは、当時の第二外科を知る人物の弁だ。別の関係者によると、「年収二〇〇〇万円稼げる」と話す者もいたという。

ただし、大学の常勤職員であれば、国家公務員に近い立場である国立大学法人職員という身分になり、アルバイト時間数は一般的に、一週間当たり八時間が上限とされている。

「第二外科の医師がアルバイトをしていたといっても、時間数の制限を超えてやっていたということはありません。あくまで認められた範囲内でのことです」

群馬大学病院の事務サイドはこのように説明したが、それは本当だろうか。実態はどうだったのか。

第二外科の手術日は、火曜日と木曜日の週二日だった。それ以外の曜日は第一外科が手術室を使うので、第二外科の医師たちは、外来診療がある時間帯などを除き、他の病院のアルバイトを入れて稼ぐのが普通だったという。火曜か木曜であっても、自分自身が手術に入らないならばアルバイトに出ることはできる。早瀬はグループのトップとして、アルバイトの差配も思いのままという立場だった。地域病院はアルバイト医師を確保できないと立ちゆかない。おのずと「労働条件」がよくなって不思議はない。たとえば年末年始なら、通常の一・五倍にアルバイト料をつり上げても、地域病院は応じるしかないのが現実だった。

「アルバイトに行く曜日が決まっていて動かせないので、第二外科は同じ日に手術を三件も四件も入れていることがありました。だから、別に緊急でなくても、もともと予定されていた手術が深夜まで及ぶことは珍しくなかった。こんな状態で十分な診療ができるとは、とても思えませんでした」

ある病院関係者は、率直な感想を吐露している。

約束したアルバイトに穴を空けるわけにはいかない。術後に重い合併症を起こした患者がいたとしても、アルバイトに行くことが決まっていれば行かざるを得ず、大学病院を空けることもあったに違いない。同様に、手術の前にもアルバイトの予定が詰まっていたことが、術前検査をおろそかにする一因になった可能性もある。術前検査が不十分であったことは、腹腔鏡手術後に死亡した八人のケースでも明らかになっている。真相は定かでないが、手術件数を増やしたうえに、アルバイトにも忙しくて、術前検査や術後管理までろくに手が回らなかった、ということもあったのかもしれない。

カルテの記載が非常に乏しかったというのも、早瀬が手がけた死亡症例に共通する問題点である。早瀬は、その理由について、日常診療の多忙さを挙げていたという。

死亡した患者の遺族からも、「先生はいつも忙しくて、大学病院で姿を見ることはほとんどありませんでした」という声があり、いかにも多忙という印象を持たれていた。その多忙さには、こうした歪んだ背景事情もあったのだろうか。そうだとすれば、まさに本末転倒と言うほかない。

まるで「手術工場」

実態として、早瀬の大学病院での勤務が多忙をきわめていたこともまた、事実だった。

第二外科で行われた肝胆膵外科の手術件数は、早瀬が大学病院に戻った二〇〇七年度以降、第一外科をしのいで右肩上がりに増えていった。その一方で、第二外科の肝胆膵外科を担当する医師数は、第一外科より常に少人数だった。

二〇〇七年度から二〇一四年度の肝胆膵外科担当の医師数は、年度によって変動があるものの、第一外科が三〜六人だったのに対し、第二外科は二〜三人と常に少なかった。二〇〇九年度以降では、第二外科の肝胆膵外科担当は一〜二人となり、早瀬のほかは専門でない医師、あるいは経験の浅い若い医師が手伝う形で、重要な部分は早瀬がほぼ一人で担っているようなものだった。にもかかわらず、毎年度、第一外科より多くの手術をこなしていたわけで、その忙しさは明らかだった。
のちの調査で判明した早瀬の週間スケジュールの概略を示してみる。

月
8—9時　症例検討会
9—16時　病棟及び外来で診療
17—21時半　消化器外科症例検討会
21時半〜　術前準備
23〜24時　帰宅

火
8—9時　症例検討会
9—9時半　病棟で診療
9時半—18時（ときには22〜23時まで）　手術
術後〜　病棟で診療、学会準備など
26〜27時　帰宅

水
8—9時　症例検討会
9—12時半　病棟や外来で診療
昼—17時過ぎ　外勤
18時〜　病棟で診療後、術前準備

23～24時　帰宅

木　8－9時　症例検討会

9－9時半　病棟で診療

9時半－18時（ときには22～23時まで）　手術

術後～　病棟で診察後、帰宅

金　午前　外勤

午後－18時　外来で診察

18時～　病棟で診療

21～24時　帰宅

土　8時半～　ＩＣＵ患者の治療方針検討

10－12時または13－16時　外勤

日　病棟で診療または外勤当直

毎朝の症例検討会には、「診療や検査のため」として欠席することもあったとい
い、必ずしもこの通りというわけではなかっただろうが、早瀬の勤務状況に無理があ
ったのは事実のようだ。

遺族からも、「先生には夜遅くにしか会えず、いつも忙しいので休める時間がある

のか、ミスを犯さないのか、体が心配になるほどだった」という証言が出ている。

アルバイト(外勤)が過剰だったのではないかという疑念が払拭しきれないとはいえ、担当医師の人数と手術件数の増加ぶりだけをとっても、過密勤務であったことは間違いない。松岡が教授に就任してから、肝胆膵外科の手術が右肩上がりに増加していくわりに、戦力となる人材は減りこそすれ増えることはなかったのだから。

松岡は医師の収入増を目指してアルバイトの機会を増やしたというが、収入は人材確保のための呼び水にはならず、むしろ大学病院にとどまっていた限られた人数の医師を疲弊させる一方だったとしたら、皮肉としか言いようがない。

それなのに、早瀬は多忙をきわめていることについて、特に不平を言わなかったようだ。早瀬の多忙ぶりは、大学病院内外の第二外科所属の医師たちに知られていた。「そんな生活をしていたら死んでしまう」と心配した者もいたそうだが、早瀬自身は、「大丈夫。なんとかなる」と淡々としていたという。「意欲ある外科医にとって、たくさんの手術をすることはやりがいを感じることでもあるので、手術が多いといって不平不満を言う者はまずいない」と、ある大病院で病院長を務める外科医が語るのを聞いたことがあるが、早瀬もまた、そういう気持ちで多忙な日々を乗りきってきたのかもしれない。

しかし、多くの患者が死亡していた事実は、無理な数の手術を次々と強行したことが招いた歪《ひず》みそのもので、外科医個人の、また診療チームの、そして病院そのものの能力の限界を超えた診療により、何も知らない患者たちが、最も大きな被害を受けたということにほかならない。

「彼らがやっていたことは、医療というより手術工場だった」

早瀬を中心に手術を増やし続けた当時の第二外科の様子を、そんなふうに表現する病院関係者もいた。

早瀬の勤務が限界を超えていたことを重大な問題と受け止め、改善を図っていくことは、診療科の責任者である松岡の役割だったはずだ。「早瀬はすごい」と、単に手術数の増加を褒めちぎっていたという松岡。本来は、第一外科と競争している暇などなく、むしろ歩み寄って難局を乗り越えなければならない状態が何年も続いていた。第一外科も、第二外科と同規模の数の肝胆膵外科手術を、一般的な大学病院に比べ、きわめて脆弱《ぜいじゃく》な体制で行っていた。そのことを考えると、第一外科教授にも責任の一端はあるだろう。

早瀬が過密勤務に音を上げ、「もうできません」と訴えていれば、事態は変わったのだろうか。「自己主張はうまくできないが、言われたことは着実にコツコツとこなす」と知人に評される早瀬の愚直なまでの勤勉さや、鈍重にすら見える我慢強さが、皮肉にも災いしたのかもしれない。

泣き寝入りするしかなかった

早瀬が大学病院に戻った二〇〇七年度は、第二外科の肝胆膵外科手術を受けた五人が死亡している。この一年で行われた手術の件数は、胆管切除を伴わない肝切除のみの術式が一九件、膵切除は一二件と、肝臓と膵臓で計三一件だが、このうち五件の手術で患者が術後に死亡していることになる。つまり、肝臓と膵臓を切除する手術の死亡率は一六％の高い割合であった。

この年度の五人目の死亡者は、「膵頭十二指腸切除」と呼ばれる高難度手術を受けた小野里美早さんという二五歳の女性だった。膵頭十二指腸切除は、一般に膵臓がんを切除するために行われるもので、比較的高齢の患者が対象になることが多く、二〇代の若さというのはきわめてまれなことだ。

実はこの症例は、後に続く患者たちの運命を左右する、ある種のターニングポイントだったのかもしれない。

小野里さんは、当時、群馬大学病院に勤める現役の看護師で、早瀬とも顔見知りだった。二〇〇七年秋頃から腹痛を訴え、一二月には急性膵炎の疑いと診断され、自身の職場である群馬大学病院に入院した。

のちの検査で膵臓に影があり、門脈など主な血管が詰まっていることがわかったが、がんかどうか確定診断に至らないまま、痛みも強かったため手術に踏み切った。二〇〇八年二月のことだった。二〇代半ばの若さだったことで、「がんはあり得ない」という意識が医師たちの間にあったというが、手術中に採取した組織をすぐに病理医が調べる「術中迅速診断」でがんであるとわかれば手術は中止し、良性であれば腫瘍を取るべく続行すると家族は説明されていた。結局、術中迅速診断でがんは見つからず手術は続けられたが、一三時間近くかけても腫瘍は取りきれなかった。手術中の出血が、輸血も含め九リットルに上る異常事態となった。

手術は当初、早瀬が執刀し、助手には松岡がつくはずだったようで、患者や家族にも、教授が指導につくということが、安心感をアピールするかのように強調して伝えられていた。術後に早瀬が書いた手術記事には、前述した早瀬の三年先輩に当たる医師の名前が書かれている。この先輩医師は、教授選で敗れた助教授に手術の指導を受け、かつては第二外科の消化器外科手術の中核を担っていた一人で、経験的にも技術的にも早瀬より上位にあった外科医だ。

血管をつなぐのに難渋して出血が止められない事態に陥り、ようやく応援に呼び出されたという。間違いなく難しい症例であることは事前に十分わかっていながら、最も技術を持った医師が最初から参加していないとは、いったいどうしたことだろう。

それも元はと言えば、第二外科のぎくしゃくした人間関係によるものであっただろうことは想像に難くない。

腹部を閉じることができないまま手術が終了し、各消化管にチューブを付けた状態で小野里さんはＩＣＵに運ばれた。血管をつなぐのに時間がかかったせいで、むくんだ臓器を無理に腹に押し込めば、ますます血流が滞って腸が壊死《えし》してしまう恐れがあり、この状態でいったん手術を終え、後日、腹部を閉じ直す再手術をする方針にせざるを得なかったのである。

「だから二外の手術なんか受けちゃダメなんだよ」

居合わせた医師が吐き捨てるように言うのを聞いた者もいる。

小野里さんは術後、重い合併症に苦しみ抜き、手術から四一日目の三月半ばに亡くなった。

この件があってから、病院内には異様な雰囲気が漂っていたという。群馬大学病院に勤めていただけに、院内には彼女を知る者も多かったが、関係する職員には、上司から厳しい箝口令《かんこうれい》が敷かれた。

「あの手術には何か問題があったんじゃないかと、院内でも噂になりました」

「手術の後しばらくして、医師や看護師なら閲覧できるはずの電子カルテが、彼女のカルテに限ってアクセス禁止になっていたのです」

そんなことを話す人もいる。

院内の空気は、かえって疑惑を深めた。これを機に、第二外科の手術について、「大学レベルで問題にせざるを得ない」と言われているのを聞いたという者もいる。当時の医学部長が非常に問題視していた、というのだ。しかし、結局、この件に関して公式な医療事故調査委員会が開かれた形跡はなく、事態はうやむやに終わった。小野里さんの遺族も当初から疑念を抱いており、死亡後はカルテの開示請求をしていたが、故人が世話になった職場でもある群馬大学病院と対立することをためらい、紛争に発展することもないまま、いわば遺族側の泣き寝入りで時間が過ぎた。

当時を知る関係者は語る。

「あの件がなぜ立ち消えになったのか不思議でした。幹部の間で何らかの取引でも行われたのではないかと、思わざるを得ませんでした」

二〇〇八年のこの頃は、一一月に学長選を控え、学内に、何となく落ち着かない不穏な空気が立ちこめていた時期と重なる。群馬大学は、医学部だけでなく工学部や教育学部も抱える総合大学ではあるが、少子化の時代を迎え、国立大学法人化で自立した経営が求められるようになってから、存在さえ危ぶまれる他学部と違い、必要性の高さから最も力を持っている医学部出身者が、学長候補の最有力と見られるようになっていた。おのずと、学長の座をめぐる医学部内での争いが苛烈になっていく。

このときの学長選で、当初、有力候補として知られていたのは、当時の学長から後継指名を受けたといわれる基礎医学の有力教授、それに、病院長も務めた松岡の前任教授だった。ところが、二〇〇八年春になって、突如、医学部長が学長の座に意欲を示し始めたという。一方で、自ら学長就任への意欲を公言し、誰もがやる気満々と見ていた前任教授が、なぜか周囲が拍子抜けするほどあっさりと身を引き、前任教授の腹心と目されていた教授たちが積極的に医学部長を担ぎ上げた。このことがあってから、「取引があったのでは」という疑惑が、さらに深まることになったのだという。

一一月の学長選で、医学部長は、基礎医学の有力教授と工学部から出た候補を抑えて次期学長に選任された。彼が学長に就任した二〇〇九年春と時を同じくして、生体肝移植の問題をめぐって第一外科教授を処分しようという動きが急展開した。処分を検討する大学幹部の会議では、懲戒処分になじむ事例なのかどうか疑問視する声も挙がり、議論はもつれた。そのため、秋頃になると、他の大学から専門家を呼び、改めて生体肝移植について基本的なレクチャーまで行われた。その際には、大学幹部から、「先生は処分についてどうすべきだと思われますか」などと、部外者に対してかなりお門違いな質問まで飛び出し、講師役を引き受けた専門家を困惑させたという。

第一外科教授は翌年の二〇一〇年二月、生体肝移植の管理責任者として、停職一週間の懲戒処分を受けた。ドナーが下半身マヒの重い障害を負う医療事故が発生した二〇〇五年一一月から、すでに四年あまりが経過していた。

こうしたことが立て続けに起き、学内関係者の間では、裏取引の疑惑がくすぶり続けた。真相はヤブの中だが、少なくとも二〇〇七年度の段階で第二外科の肝胆膵外科手術が真剣に検証され、改善策がとられていれば、問題がここまで肥大化することはなかった可能性がある。早瀬が執刀した手術だけで、これより後に二〇人以上が亡くなることになる。それを思えば、どんなに大きなチャンスを逃したことか。残念なことに、自覚している関係者は、多くないだろう。

一外の事情

話は少し戻るが、早瀬が第二外科の中心人物になろうとしていた時期、第一外科はどのような状況だったのか、振り返ってみたい。

第二外科で「松岡政権」が滑り出した頃、第一外科ではセクハラ問題が持ち上がっていた。前述のように、懇親会でダンスを強要された、などとして女子学生が二〇〇七年七月に大学の相談窓口に訴え出たのが発端だった。問題になった助教の男性医師二人はこの年の八月末で大学病院を退職したが、一〇月下旬になって教授の懲戒処分(減給)が大学から発表され、事態が表面化した。大学側の発表では、教授は、監督責任のある立場にもかかわらず、部下の行為を見過ごしたうえに、自分も女子学生の同意なくダンスをしたとされていた。

その後の報道によると、このとき、大学側に訴え出た女子学生は卒業後の二〇〇九年三月、助教だった二人を強制わいせつ容疑で警察に告訴している。元女子学生側は、精神的苦痛で一時、通学ができなかったことや、二人が大学の処分を受けていないこと、謝罪がないことを告訴の理由に挙げていた。その後の詳細な経過は定かでないが、示談が成立したのか、二人は不起訴処分になったとされている。

この問題で大学病院を去った二人の助教は、いずれも第一外科で肝胆膵の分野を中心的に担う中堅医師だった。

関係者によると、一人は群馬大学卒の生え抜き組で、学生時代は抜きんでた成績から将来を嘱望され、同窓生の間でも知られた存在だったという。将来は第一外科を背負って立つと期待されていた。もう一人は、第一外科教授が自身の出身母体である九州大学から呼び寄せた後輩で、臓器移植の先進地であるアメリカの病院に留学して脳死肝移植を学んだ経験があり、二〇〇四年に群馬大学に赴任してから、第一外科の生体肝移植を主に担っていた。二人は医師免許を取得した年次が同期で、出身大学の違いもあってライバルとして意識し合っていたのか、決して仲がよいとは言い難く、いや、それどころか、「犬猿の仲だった」とも噂されるが、この問題をきっかけに、ともに大学病院を追われる形となった。前者は先輩医師のつてを頼って県外にある別の大学病院に移り、後者は元いた九州に帰ったという。どちらも、群馬大学に戻ることはないだろう。

セクハラの件が持ち上がる少し前、肝胆膵の分野では生体肝移植の事故や手術成績の悪さが問題になったこともあり、これ以上、大学病院に関係者を置いておくのは得策でないとの判断だったようだ。しかし、第一外科にとって、肝胆膵外科を中心的に担う二人の中堅医師を失った穴は大きく、それを埋めるため、関連病院に出ていた同年代の医師が呼び戻されることになった。

第一外科ではその後、この医師が肝胆膵外科の中心となる。二〇一〇年、第一外科の講師となった彼は、第二外科の早瀬と同時に日本肝胆膵外科学会から「高度技能指導医」に認定されている。ところが、のちの調査で、この講師が率いる第一外科の肝胆膵グループも、一般的な平均より手術成績が振るわないことが判明する。

しかし、そのことが明らかになるより前の二〇一四年春、講師は県内の関連病院に去っている。部下が執刀して自分が助手として指導についた十二指腸を切除する腹腔鏡手術の後、二〇一四年二月に患者が死亡した医療事故の責任を取った形だ。この医療事故は、院内に調査委員会が設けられて調査が行われ、病院側が過失を認めている。この年一一月、早瀬の腹腔鏡手術を受けた患者八人が死亡している事実が報道された四日後、この件も地元紙によって報じられ、病院側が記者会見を開いて公式に認めた。

この第一外科講師は、群馬大学医学部では早瀬より三年ほど先輩に当たる。学生時代は野球部で活躍したというすらりとしたスポーツマンタイプで、いかにも温厚そうな朴訥《ぼくとつ》とした穏やかなものごし、そして、どちらかというと不器用で自己アピールは得意でないが、言われたことはコツコツと着実にこなす、という彼に対する周囲の人物評は、早瀬の印象と共通する。

「手術はもともと上手なほうではなかったが、努力する人」

外科医としての仕事ぶりに対する関係者の見立ても、不思議なまでに似通っていた。

第一外科、第二外科とも、トップを争っていた野心家でアクの強い外科医たちが、度重なる内部抗争やトラブルの末に次々と大学病院を去っていった後、高度な医療を担うにしては脆弱な陣容で両科の間に面倒なしこりも残る大学病院に、率先して帰りたがる者が多いはずもなく、ノーと言えない人のよいタイプが呼び戻された、というところではなかったろうか。

このことを彼らがまたとないチャンスと捉えたか、逆に貧乏くじと恨みに思う気持ちを抱えていたかはわからない。ただ、この二人はおそらく、互いにライバルという意識よりもとにかく上司から期待された仕事を求められるまま、愚直にこなしていただけだったのではないか。個人対個人の関係性でいえば、「対立」というより「没交渉」といったほうが、実態に近かっただろう。

彼らは、人数の面でも実力の面でも、頼りないほど脆弱な布陣のまま十分な体制整備もなく、手術件数を増やせという病院組織を挙げた大号令の下、さながら一外と二外による「百年戦争」の最前線で闘う兵士として、黙々と無理な件数の手術をこなし続け、心身をすり減らしていったのではないだろうか。その行き着いた先は、診療の質の著しい低下と、それにより患者の死亡が続発するという最悪の結果だった。そして、本人たちにとっては、それぞれが大学病院を追われるように去るという、空しい結末が待っていた。

「俺は悪くない」

第二外科による腹腔鏡手術の問題を病院当局が把握して調査を始めてから、それまで次々に手術をこなしていた早瀬は、診療を制限されるようになった。第二外科の肝胆膵グループは二〇一四年七月から、保険適用外の腹腔鏡手術を中止させられた。この年九月四日には、開腹も含めすべての手術がストップさせられることになった。この頃、外部から紹介されてくる患者を大学病院だけではさばききれなくなることを見越して、周辺の関連病院へ、場合によっては患者を引き受けてもらうことになるという打診がなされた。

一一月一四日に「腹腔鏡手術後8人死亡」の初報記事が掲載されてから、病院側は何度も記者会見を開くことになったが、執刀医の早瀬や、その上司で診療科の責任者であり、教授であった松岡の姿はなかった。とりわけ、重責を担う松岡が記者会見の場に現れないことに、報道陣からはいぶかる声も漏れた。

第一外科が起こした生体肝移植の医療事故について、病院が二〇〇六年七月に開いた記者会見には、病院長らとともに第一外科教授が出席し、質疑にも応じていた。つまり、深刻な医療事故を起こした診療科のトップが記者会見に出ることは、群馬大学病院でも前例があった。

古くから松岡を知る人は語る。

「公式な記者会見の場でうまく説明ができるようなタイプではない。それどころか、不適当なことを口走ってしまいかねない。だから病院としても、心配で表に出せなかったんじゃないですか」

問題が次々に明るみに出るなかで、第二外科の中堅や若手医師の間には、松岡に責任をとって辞めてもらいたいという空気が漂っていた。特に、消化器グループとは診療の上で直接かかわりのない乳腺や呼吸器、循環器といった他の分野の医師たちにとっては、一連の問題は、「とんだとばっちり」という感覚だった。同じ第二外科とはいっても、消化器グループが何をしようが口出ししない、かかわりあいにならない、というのが、長年の間に醸成された流儀のようなものというか、暗黙のルールだった。同じ第二外科の他のグループに大きな不祥事を起こされたばかりに、自分たちはむしろ迷惑を受けた被害者だ、というのが本音だったろう。

ところが、当の松岡は、部下たちの間に漂うそんな雰囲気など意に介していないようだった。事態の発覚後、第二外科関係者の会合で、強気な持論を展開したという。

「俺は悪くない。犯罪じゃないんだから、辞める必要はない」

「この中に、外部に情報を流している者がいる。残念なことだ」

教授会にも、松岡に自ら身を引いてほしいという空気が流れていたといわれる。しかし、松岡は弁護士を付け、これまでの調査をはじめ大学病院側の対応に反論する文書を教授会に示し、訴えたという。

関係者によると、教授会から松岡に辞職を勧奨する肩たたきも行われていた。

「松岡先生には、同級生の田村先生など親しい教授が自ら身を引くように説得したとも聞いていますが、聞き入れられなかったようです」

早瀬は反論文を残し、二〇一五年三月末で大学病院を去った。本人の依願退職という形をとっていたが、実際は有無を言わせぬ「辞職命令」があったのだろう。

この頃、前橋市郊外の閑静な住宅街にある早瀬の自宅周辺には、連日マスコミ関係者が張り込むようになっていた。車二台が余裕を持って停められるカースペースに、自動で開閉する門扉。広々とした敷地に建つ、まだ新しい二階建ての邸宅は、一般的なサラリーマンからすると、羨望のまなざしを送りたくなるような住環境だが、一転して居心地の悪い場所になった。

マスコミの取材から逃げるように、早瀬はアルバイトを転々とする生活を送るようになった。

この年の夏には、アルバイト先で何とも皮肉なめぐり合わせがあった。第二外科の関連病院である県内の民間病院で、休日診療のアルバイトをしていた早瀬のところに、彼が手がけた腹腔鏡手術を受け、死亡した患者の家族がやってきたのだ。一家の息子が急に体調を崩し、両親が救急外来を受診させたため、早瀬の処置を受けることになったのである。

のちに遺族の女性は、そのときの動揺と不安な気持ちを打ち明けた。

「会ってすぐ『あの先生だ！』とわかりました。あの先生に自分の子どもを診てもらうのはすごく心配だったけど、とっさにどうしていいかわからなかった。結局、任せるしかありませんでした。向こうもきっと、私のことを覚えていたのではないかと思います。そのせいか、全然目を合わせることはなく、最小限のことしか話しませんでした」

黙々と処置をこなした早瀬は、他の医師と違ってネームプレートを付けておらず、診療記録の医師名の欄にも、その場では記入しなかったという。

問題が発覚してから、早瀬が遺族の前に立ったのは、このときが初めてではなかったろうか。

第4章

見えてきた真相

仕切り直しの調査

群馬大学病院が最初に行った院内調査は、その経過や調査報告書の内容に批判が噴出し、信頼性が大きく損なわれた。そのため病院側は二〇一五年四月、再調査を行うことを表明していた。

調査を仕切り直すにあたり、外部の第三者で構成する調査委員会が新しくつくられることになった。今度こそ本当に、真相を究明する調査にしなければならない。このことは五月二五日、病院側が開いた記者会見で明らかにされた。

ちょうど同じ日、病院のガバナンスを検証するためにつくられた「改革委員会」が初会合を開いている。改革委員会は、執刀医や第二外科の暴走を許した組織の問題とは何だったのかを第三者が検証するもので、事故調査とは別に審議が進められる。群馬大学病院が六月から特定機能病院の承認を取り消されることになり、組織を立て直す対策を立てるための委員会として四月に発足していた。

特定機能病院とは、高度な医療ができる医療機関として国に認定され、診療報酬の優遇が受けられる病院である。大学病院を中心に、全国で八〇あまりある。この前年に、鎮静剤プロポフォールの過剰投与で小さな子どもが死亡する事故を起こした東京女子医大病院も、同時に承認取り消しが決まった。

東京女子医大病院は二〇〇二年に、子どもの心臓手術をめぐる医療事故を起こして特定機能病院の承認を取り消され、五年後に再び承認を受けた過去があり、二度目のことになる。群馬大学病院にとっては、国立大学病院として初の取り消しという不名誉な事態であった。

群馬大学病院の改革委員会は、四月に発足して五月下旬の初会合から順調に審議を進めたが、新しい事故調査委員会は、再調査が決まってから三ヵ月たった七月下旬にようやく発足にこぎ着けた。発足までに時間がかかったのは、委員長を引き受けてくれる人材を探すのに手間取っていたからだ。

白羽の矢が立ったのは、群馬県から遠く離れた奈良県総合医療センターの総長を務めていた上田裕一である。日本心臓血管外科学会の理事長でもあった心臓外科医で、名古屋大学名誉教授の上田は、名大時代には医療事故調査にも中心的な役割を果たし、名古屋大学病院をこの分野の先進病院に育てた立て役者の一人である。

委員は上田を含め総勢六人。そのうちの一人は、上田の取り組みに触発され、呼吸器内科医から医療安全の専門家になった長尾能雅である。二〇一一年には名古屋大学教授に就任している。この分野に専従する国立大学教授が誕生するのは初めてのことだった。長尾は、問題が指摘された当初の調査委員会でも外部委員の一人として名を連ねており、再度の委員就任には批判もあった。しかし、この分野の第一人者であり、上田とも近い存在だけに、委員に加えられた。このほかのメンバーは、看護師の専門性を生かして医療安全を研究する宮崎大学教授の甲斐由紀子、医療専門の弁護士である神谷惠子、元NHK記者で江戸川大学教授の隈本邦彦、医療事故で我が子を亡くした遺族であり、大阪の府立高校で教鞭《きょうべん》をとりながら二〇年以上にわたって患者運動を牽引《けんいん》してきた勝村久司である。長尾と隈本は、千葉県がんセンターで起きた腹腔鏡手術の医療事故でも、第三者検証委員会の委員をともに務めていた。

新たに発足した調査委員会(以後、上田委員会と表記)は二〇一五年八月三〇日、東京都千代田区にあるホテルで初会合を開いた。終了後、記者会見に臨んだ上田は、群馬大学病院で起きた一連の医療事故を概観し、次のように述べた。

「群馬大学の問題は、いわゆる医療事故とは異質。医療の質が問われている」

これは、どういうことなのか。その意味するところを知るには、日本の医療安全の歴史を振り返る必要がある。

この分野の日本における最大の転換点は、大病院で続いた深刻な医療事故が社会問題になった一九九九年である。東京都立広尾病院では、誤って消毒薬を点滴された女性が死亡した。横浜市立大学病院でも、患者を取り違えて手術が行われるという事故が起きている。この二例を見ても明らかな通り、これらの事故は、いわばわかりやすい単純ミスが重大な結果をもたらした事例である。以後、ミス防止を目指して全国の病院は、熱心さに温度差はあれ、医療安全管理に本格的に取り組むようになった。

　それから十数年たって発覚した群馬大学病院の医療事故は、わかりやすい単純ミスとは違う。個々の症例をつぶさに見ていけば、ミスがないわけではない。しかし、全体としては、ともすれば「やむを得ない術後の合併症」の範疇《はんちゅう》で片づけられ、事故調査の対象として詳しく検証されることもなく済まされてしまう類いのものが問題になっているのであり、明らかなミスで、誰もが事故調査が必要だと考えるようなケースとは性質が異なっているのだ。

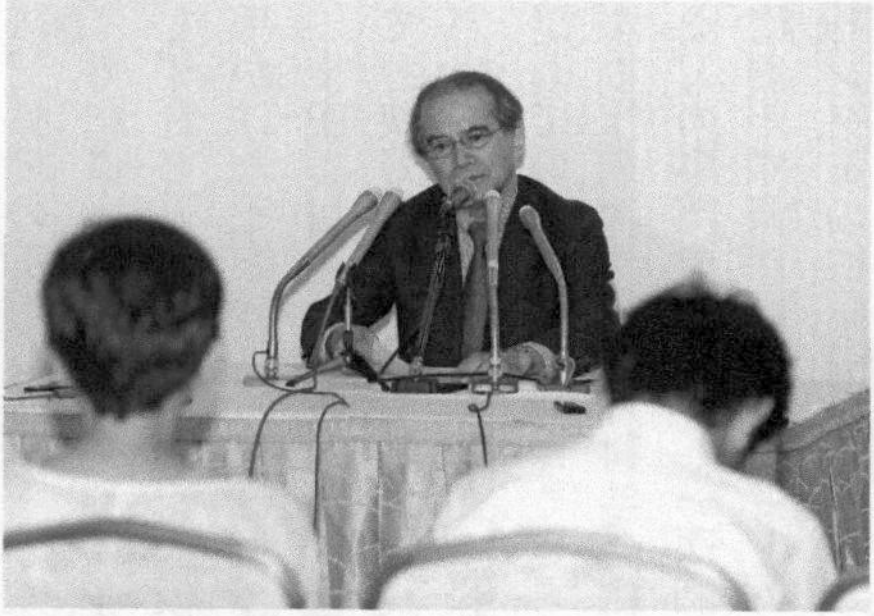
医療事故調査委員会の初会合後に記者会見する上田裕一委員長（2015年8月30日）

　上田が言及したのは、そういうことだった。またこのとき上田は、初会合で採り上げられた新事実も明らかにした。
　第二外科の手術後に死亡した患者は、それまでにわかっていたのは腹腔鏡の肝切除八人、肝臓の開腹手術一〇人の計一八人。だが、それ以外にも、二〇〇七年度から二〇一四年度までの八年間に、膵臓の手術も含め一二人死亡していることが病院側から示されたというのだ。第二外科による肝胆膵外科の手術後に死亡した患者は、これで計三〇人になる。二〇〇七年春と言えば、早瀬稔（仮名）が大学病院に赴任した時期である。つまり、早瀬が手がけた手術のうち三〇例で、患者が術後に死亡していた。

上田委員会の調査では、遺族からの聞き取りも行うことが明らかにされた。加えて、執刀医の早瀬や診療科長で教授の松岡好（仮名）をはじめ、病院関係者からのヒアリングも実施し、事実の解明に努めるという。いずれも、当初の調査委員会では不足していたことだった。さらに、個々の症例が医学的にどう問題があったのかを検証する作業は、日本外科学会に委託することになっていた。上田委員会には肝胆膵外科などの専門分野に詳しい医師はいないため、医学的検証は専門家に委ね、その結果を踏まえて調査報告書をまとめようという方針である。こうしたやり方は、千葉県がんセンターの検証委員会がとった手法でもあった。

本格的な第三者調査が始まった。

「手術ありき」だった

上田委員会が遺族のヒアリングを始めたのは九月下旬のことである。最初の遺族のヒアリングには二時間以上がかけられた。ヒアリングに臨んだ女性は、これまで押し殺していた思いの丈を委員たちに向けて語ったという。この女性も含め腹腔鏡手術の遺族を手はじめに、九月下旬の連休中は集中的にヒアリングが実施された。

そのさなかにあった九月二五日、弁護団に委任している六組の遺族が、群馬県高崎市内で会合をもった。このうち腹腔鏡手術の二組は同じ日、高崎駅前のホテルで上田委員会のヒアリングを受ける予定で、その後、ヒアリングに同席した弁護団が、内容について記者会見することになっていた。

会合に集まったのは、腹腔鏡手術の遺族二組と、二〇〇九年度以降の開腹手術の死亡者一〇人に含まれる患者の遺族一組、二〇〇九年度より前に開腹手術を受けて死亡した患者の遺族二組、それに、腹腔鏡手術を受けて退院した後、肝臓がんが進行して亡くなった患者の遺族の計六組である。がんの進行で死亡した患者は事故調査の対象にはならないが、保険適用外の実験的な手術を無断で受けさせられたのに説明もない不条理を前に、「何があったのか確かめたい」という思いで参加していた。

この会合が、遺族の動きに大きな変化をもたらした。遺族の一人である小野里和孝さんが、弁護団の記者会見に同席し、報道関係者に向けて自ら思いを語りたいという決意を打ち明けたのだ。小野里さんは、二〇〇八年に膵臓の手術を受けた妹、美早さんを二五歳の若さで亡くしていた。

美早さんは当時、群馬大学病院の消化器内科に勤める看護師だった。会合に参加した他の遺族は、いわば身内である病院職員でさえひどい診療の末に亡くなったという話を聞き、大きなショックを受けた。彼の熱意に背中を押されるように、木村豊さんら腹腔鏡手術の遺族二組も、記者会見に出る決心を固めた。

群馬大学病院の手術死をめぐって、遺族が公の場に姿を現して肉声で語るのは、これが初めてのことだった。

ヒアリングが終わった後の午後八時過ぎ、高崎駅から徒歩一〇分ほどの貸し会議室に設けられた会場には、最初に記者会見に出ることを決意した小野里さん、それに木村さんと、腹腔鏡手術で母を亡くした姉妹の計四人が、弁護団事務局長の梶浦明裕と並んで座った。匿名で、撮影は顔が出ないようにという条件付きの記者会見だったが、報道陣を前に、亡くなった患者への思いを肉声で語る場面はこれまでなかっただけに、会場は多くの記者やカメラでいっぱいになった。

まずはヒアリングを受けた遺族に対し、どのような内容だったか、それをどう感じたかに質問が集中した。

上田委員会の質問は、インフォームド・コンセントがどのようになされたのかが中心だったという。母を亡くした姉妹は、上田委員会に話したのと同じ率直な思いを語った。

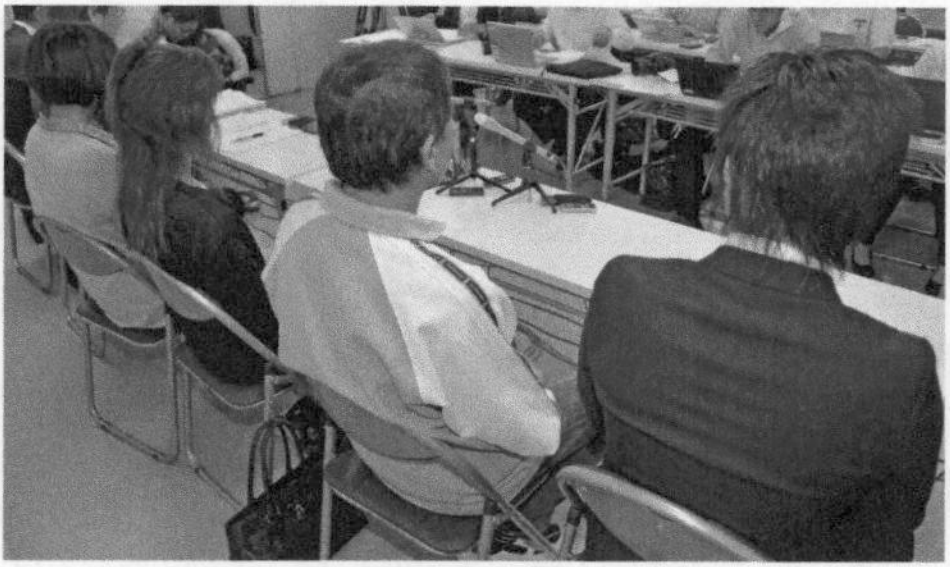
高崎市内で記者会見する遺族（2015年９月25日）

「そんなに時間をかけて説明はされなかったと思います。もしそんなに詳しく説明を受けていたら、母も手術をしたくないと言っていたので、手術をしない選択もあったのではないかと思っています」と語る姉に続き、妹も、「最後の最後まで、手術室に歩いて入るときも、母は『手術はしたくない』と言っていました。でも、私たち家族は母に長生きしてほしくて、最後の可能性に賭けたのです。手術を受けたくないという本人の気持ちを考えてあげていたら、もう少し長生きできたのかもしれないと思いました」と思いを重ねた。

木村さんは、手術に駆り立てるような医師の説明について話した。

「手術ありきだったのかなという気がします。手術しかない、みたいな形での説明というのが記憶にあります。高齢であり、体力的な面からも、腹腔鏡手術だったら負担が少なくていいですよ、という感じでした。選択肢は、ほかにありませんでした」

小野里さんは、上田委員会のヒアリング対象にもなっておらず、調査自体をしてもらえるのかも定かでない現状に、いらだちをあらわにした。

「群大病院の対応は、遅すぎると思います。開腹手術に関しては、まだ進行がない状況です。いつどの時期に、というのを明確にしていただきたい。それが、遺族としての気持ちです」

問題の発覚から一年近くが経過していたこの時点で、上田委員会による調査は緒に就いたばかり。医学的検証は、日本外科学会に委託することが内々に決まっていたものの、まだ始まってはいなかった。そんな状況に遺族はしびれを切らし、公の場で実情を訴えざるを得ないところまで追い込まれていた。

悪しき伝統

上田委員会とは別に、病院のガバナンスを検証する改革委員会は一〇月二六日、一足早く提言の中間まとめをつくった。

改革委員会の委員長が東京・千代田区内のホテルで記者会見して公表している。委員長を務めたのは、大学評価・学位授与機構顧問で、元東京工業大学学長の木村孟《つとむ》である。

その内容は、予想した以上に厳しいものだった。

最も問題視されたのは、群馬大学病院では第一外科と第二外科がそれぞれ独立し、同じような診療を別々に行っていた事実だ。その根本原因は、医師たちの所属する大学院医学系研究科の外科の講座が二つに分かれていることにある。それぞれの教授を頂点とする指揮命令系統の下、病院の診療科も二系統に分立し、効率の悪い運営や安全管理が当たり前になっていた。手術死が発覚した翌年の二〇一五年四月から、病院の診療科としては両外科が統合されたが、講座は相変わらず二つに分かれたままだった。改革委員会は、これを捉えて、「組織体制の根本的問題は積み残しとなってい る」と断じた。記者会見で木村は、「これはゆゆしき問題。一刻も早く議論を開始し、徹底的改革を図ってほしい」と強く求めている。

第二外科で肝胆膵の手術死が相次いだことについて、提言は、「スタッフ数に見合わない数の診療行為を行っていた」と指摘した。診療科長（教授）のことは「指導力不足」と厳しく批判し、そのことが症例検討会の機能不全を招き、カルテ記載の不備や患者への説明文書の記載不十分といった医療の質の低下を引き起こしたと判断している。さらに、死亡続発の原因について、こうした問題のある管理・指導体制の下、「医療従事者として適格性を疑われる医師が主要構成員として存在したことにより起こった」と分析した。長く問題が明らかにならずに放置された背景には、群馬大学出身者が多い独特の文化のなかで、先輩や恩師に物を言いにくい風土があり、これを払拭していく意識改革を求めている。

木村は、「病院長や診療科長が指導力を発揮しようとした証拠もなく、病院としての統率がとれていなかった」として反省を促した。

ただ、改革委員会が提言の中で言及した大学の組織風土は、必ずしも群馬大学だけの問題ではない。

「ここでいう風土とか、文化というのは、私も大学人で、大学に三三年おりましたから、日本の場合は、各大学に多かれ少なかれ存在することだと思います。群馬大学では、それが非常に色濃く出たということはありますけれども、他になかったかと言われると、そうではない。ただ、他の大学では、そういう風土があって、非常に危険なことが起こりそうになっても、それを誰かが見つけるシステムができていることが多いと思います。群馬大学では、それがなかった。いや、システムはあったんだけど、それが機能していなかったということです」

このように語った後、木村は「この結果を他大学、ことに医学部の病院の方々が見て、なるほどこういうことがあるなと問題に気づき、それを改善していくということがあれば、非常にいいと思います」と続けた。

記者会見には、二〇一五年四月に野島美久から病院長を引き継いでいた田村遵一が同席した。田村は、医学系研究科の講座が二つに分かれていることについて、「今年度中に組織再編の原案をつくりたい」と明言した。そのうえで、こんな決意を述べている。

「指摘は非常に的を射ており、心から反省している。真摯《しんし》に受け止め、早期に改革したい」

このとき、田村は関係者の処分についても現状を説明した。

「もうすでに昨年度、非常に問題があるので、懲戒処分でやろうということになっています。しかし、どの程度の処分になるかというのは、事故調が済まないと全部材料がそろいませんので、今、保留になっているところです」

記者会見の終盤、木村は、改革委員会で病院関係者のヒアリングを行ったところ、初めのうちは口が重かった関係者が、話し合ううち、次第に正直に語るようになったエピソードに触れ、今後について、「非常に不幸なケースが起きたけれども、これが一つのステップになり、人間も変わり、組織も変わるんじゃないか」と希望的観測を披露した。田村のほうも終始、殊勝な様子を崩さないまま、前向きな所感を述べた。

「問題をまったく認識していなかったかというと、私も、外科が二つあって協力しないのはよくないんじゃないかという意識は、実はございました。ただ、それほど強烈に『これをなんとかしなければ』という使命感を持っていたかというと、少し足りなかったので、現実的には何の行動も起こせていなかったんだと思います。しかし、今回は、木村先生はじめ、各界の高い見識をお持ちの先生方がみなさん同じようにおっしゃることを考えると、これはなんとかしないと、群馬大学病院はまともにならないということを強く感じました。そういう意味では、決定的に変わったと考えています」

死亡五〇例の検証

上田委員会の調査も徐々に進展していた。

委員会は、日本外科学会に対し、個々の死亡例に医学的な問題がなかったかどうか検証する作業を委託した。外科学会がこれを正式に受けることに決めたのは、一一月も下旬になってからである。

上田委員会は、当初から明らかになっていた第二外科の腹腔鏡の肝切除八人と、二〇〇九年度以降に行われた肝臓の開腹手術一〇人の計一八人の死亡例を基本に調査することにした。わずか六人の委員が調査できる範囲は限られているという現実を見極めたうえでの判断だった。日本外科学会のほうは、群馬大学病院の外科診療のあり方をより正確に検証するには、同じ分野の診療を手がけていた第一外科についても調査が必要だと考えた。このため、第一外科、第二外科の消化器外科の手術後、退院することなく亡くなった患者の例を網羅的に検証することになった。

日本外科学会がそう判断した理由は、群馬大学病院の外科病棟の状況に、学会幹部が不審を抱いたためである。

「群馬大では、第一外科と第二外科が同じ病棟で診療している。それなら、患者さんが亡くなっていればいやでもわかるはず。第一も第二も、どちらも同じようなものだったから、特に問題があるとも思わずに放置され続けたのではないのか」

群馬大学病院は、北五階病棟を消化器外科病棟とし、第一外科と第二外科でほぼ半々にベッドを分け合っていた。つまり、北五階病棟には第一外科と第二外科の患者が混在していて、同じ病棟看護師たちが、日常の看護を受け持っていたことになる。どちらかに死亡が多いなら目立つはずではないか、という疑問だった。

そこで、医学的検証の対象となる死亡例は、当初の予定より大幅に拡大されることになった。調査の起点は問題の第二外科に早瀬が着任した二〇〇七年四月とし、そこから彼が退職した二〇一五年三月までが対象期間である。その間の第一外科、第二外科合わせた死亡例は計六四例あり、これらの患者の基礎情報を調べて不審点がない症例を除外したところ、詳細な検証が必要と考えられるのは五一例。このうち一例は、遺族が検証を辞退したため、最終的に対象となったのは、第一外科一四例、第二外科三六例の計五〇例だった。

五〇例のうち三〇例は、第二外科の早瀬による肝胆膵の症例だ。その他二〇例の執刀医はバラバラだが、第一外科の肝胆膵グループも、他の臓器を担当するグループに比べ、やや死亡例が目立っているのは同じだった。五〇例の臓器別内訳を見ると、第一外科一四例は、肝臓四、膵臓五、食道などの上部消化管三、大腸などの下部消化管二。第二外科三六例は、肝臓二五、膵臓七、上部消化管三、下部消化管一となっている。両科とも、肝胆膵の領域に死亡者が多いことがわかる。

日本外科学会は、肝胆膵外科を中心とする消化器外科医五〇人あまりをメンバーに、一チーム六人程度の小委員会を九つ編成し、それぞれ三〜八例ずつ分担してカルテや検査画像などの診療記録類を徹底的にチェックした。小委員会の上には合同委員会と呼ばれる親委員会を設け、学会幹部である外科医たちのほか、医療に詳しい法律家、医療安全の専門家、病理医ら計二〇人余がメンバーとなり、個別症例の検証結果を総括し、執刀医をはじめ病院関係者からのヒアリングも行って、学会としての報告書にまとめ、上田委員会に提出することになる。

日本外科学会が調査に乗り出したのとちょうど同じ頃、学会内に、ある騒動が持ち上がっていた。東大、名大、阪大など旧帝大を中心とした有力大学の名誉教授たちが、学会のあり方を強く批判していたのだ。二〇一七年春に開催される学術集会の会頭に、群馬大学の第一外科教授が内定していたのだが、ここへきて、「会頭にふさわしくない」という声が高まっていた。

言い出したのは、愛知県がんセンターで総長を務めていた名古屋大学名誉教授、二《に》村《むら》雄次である。二村は肝胆膵外科医として知られただけでなく、名大病院長時代の二〇〇二年に大腸の腹腔鏡手術で死亡事故が起きたとき、「逃げない、隠さない、ごまかさない」という姿勢を明確に打ち出して対応にあたり、当時としては先駆的な取り組みで注目を集めた。医療安全には格別の思い入れがある人物だけに、安全管理の大きな欠陥が露呈した群馬大学で、問題の第二外科ではないにせよ、同じ外科教授が学会の「顔」を務めることに強い抵抗感を抱いていた。学術集会は、年一度開かれる学会最大のイベントである。それを取り仕切る会頭は、名誉ある立場だ。二村は、二〇一五年春の学術集会の折にも、「会頭に就任させてよいのか」と一部の学会理事に意見していた。

会頭は、担当する学術集会の三年前に「次々期会頭」に選出されることで内定し、二年前に「次期会頭」となり、開催一年前の学術集会の時点で正式に就任する。一度内定すれば、そのまま就任できるのが通例である。外科学会の学術集会は、過去には旧七帝大を中心に有力大学の教授が会頭を務めており、地方大学である群馬大学の教授がその役職に内定していること自体が相当に異例のことで、第一外科教授の出身母体である九州大学の強力な後押しによるもの、というのがもっぱらの見方だった。二〇一四年春に、三年後の学術集会で彼が会頭を務めることは内定していたので、一連の医療事故が表面化したこの年一一月には、すでに決まっていた。その頃から、一部には、早くも就任を疑問視する声があった。しかし、学会理事に名を連ねる幹部の間では、不祥事はあくまで「第一外科ではなく第二外科の話だから」と、特に大きな問題にならず、気に留められることもないまま時間が過ぎた。

その後、二村が批判を強め始めると、学会の長老ともいえる二村と同年代の名誉教授が次々と同調するようになった。真っ先に賛同の意を示したのは、肝臓外科の権威として著名な東大名誉教授の幕内雅敏だった。彼らの反発を招いた原因は、医療事故の問題だけではなく、第一外科教授が過去二度にわたって大学から懲戒処分を受けていた事実である。第一外科教授は、一度目は二〇〇七年、女子学生へのセクハラ事件の責任を問われ減給処分、二度目は二〇一〇年、生体肝移植の医療事故をめぐり停職一週間の処分を受けていた。長老の面々は、自分たちがかつて務めた「会頭」の名に傷が付くのではないかと嘆き、そんな事態が現実のものとなることを恐れた。

暮れも押し詰まった頃、九州大学を除く旧帝大を中心に一〇人の名誉教授が連名で、日本外科学会理事長の國土《こくど》典宏あてに意見書を提出した。二村、幕内のほか、心臓外科医で東大名誉教授の髙本眞一、和田移植以来初の心臓移植を手がけたことで知られる大阪大学名誉教授の松田暉《ひかる》も名を連ねていた。この動きとは別に、医学界の重鎮である日本医学会会長の髙久史麿《たかくふみまろ》も反対の意向を示していたとされ、第一外科教授の会頭就任には、暗雲がたれ込めていた。

紛糾した理事会

二〇一六年に入ると、日本外科学会の検証チームは急ピッチで調査を進めた。同じカルテを複数の外科医がチェックし、死亡例五〇人分の診療の経過を詳細に検討していった。三月二四日の理事会で承認を得るまでには、スタッフのとりまとめ作業が深夜に及んだ日もあったという。

検証結果は、調査前に予想された通りになった。第二外科で肝胆膵の手術成績がよくないことはすでに周知の事実だったが、第一外科も、第二外科ほどではないものの、全国平均に比べて死亡率は高かった。診療経過にしても、第一外科と第二外科には、程度の差はあれ共通する問題点がわかってきた。

検証結果をまとめた報告書から、肝臓や膵臓の手術の死亡率を見てみよう。

まず第二外科だが、肝切除全体では一〇・八%。DPC（包括医療費支払い制度）の二〇〇七～二〇〇九年のデータをもとにはじき出した全国平均一・一%に比べると、約一〇倍の高率となる。高難度の肝切除に限ると、死亡率は一五・二%とさらに高い。高難度肝切除の平均値は、全国の病院の手術成績が登録されるナショナル・クリニカル・データベース（NCD）をもとに算出した数値が四・〇%と公表されていて、それと比べると四倍近くになる。膵臓の高難度手術である膵頭十二指腸切除の死亡率は五・六%で、NCDの全国平均二・八%の二倍に当たる。いずれもきわめて高い数字だ。

第一外科はどうか。肝切除全体の死亡率は四・〇%と、DPCデータを元にした全国平均の四倍。高難度肝切除に限って見ると六・五%となり、NCDの全国平均に比べ一・六倍である。膵頭十二指腸切除は六・二%と第二外科より高い死亡率で、NCDの全国平均に比べ二・二倍だった。

個々の診療経過を見ても、カルテや手術記事などの記録が乏しく、死亡症例を振り返っての検討が不十分といった問題点が共通していた。治療法として手術を選択することが妥当かどうかの判断にも甘いところが目立ち、「手術適応がない」、つまり「手術をしてはいけない」症例だと断定されたのが第一、第二外科それぞれに二例ずつ、計四例あった。第一外科で目立っていたのは膵頭十二指腸切除を行った症例で、手術時間が二八時間超、出血が一七リットルあまりと、術中に深刻な異常が起きていたことが明らかなのに、手術記事にその理由に関する記述が一切ないという不可解なケースだ。この症例は、「手術をしてはいけない」と判断された例の一つでもある。

こうした事態は、学会内でくすぶっていた会頭就任批判の火に油を注いだ。検証結果が俎上に上る三月二四日の理事会は、おのずと第一外科教授の会頭就任の是非について話し合う場になった。

東京・浜松町にある日本外科学会の事務局で開かれた理事会は、予定時間を一時間以上も超過した。検証結果の内容というより、会頭問題が議論の中心だった。四月半ばには、大阪を会場に三日間の日程で開かれる二〇一六年度の学術集会が控えている。その開幕前日に開かれる学会の社員総会で、このような生々しい議論をし、険悪な雰囲気で会頭おろしが決まるというのは、どうにもはばかられると考える理事が多かった。第一外科教授が自ら身を引いてくれれば、学会としてそのようなドタバタを演じることなく穏便に済ませられるとの算段で、第一外科教授に再考を促す機会を持とうということになり、その場はお開きとなった。

いずれにしても、学術集会の前に惨憺《さんたん》たる検証結果が公表されれば、会頭は辞退せざるを得ないのではないか。大規模な学術集会の準備には、最低でも一年はかかる。公表が遅れれば遅れるほど、仕切り直しは容易ではなくなる。学会関係者のなかには、そうした理由から早い公表を望む向きもあったかもしれない。

三月二六日夜七時のＮＨＫニュースで、第一、第二外科の死亡率を中心に、検証結果の概要が報道された。翌二七日には上田委員会の会議があり、その場に日本外科学会の検証結果が提出され、説明の機会が持たれることになっていた。二七日朝刊の読売新聞では、第一外科も、肝臓や膵臓の手術で死亡率が平均より高かったことや、診療記録の不十分さなど、第二外科と共通する問題点を抱えていたことを報じた。

ところが、上田委員会の会議後に開かれた記者会見で、上田は、会議で学会幹部から詳細に説明を受けたはずの検証結果の内容には、ほとんど触れなかった。報道陣の関心はそこに集まっていたし、すでに二つの報道機関がそれぞれ一部報じてしまったとなれば、少なくとも報道された範囲の事実関係を認めるくらいは、一般的によくあることだ。しかし、上田は、報道内容を確認しようと問い詰める記者たちの質問をのらりくらりとかわした。自らの率いる委員会が最終的な報告書をまとめるまでは、小出しに情報を表に出すことはしないという、強い決意の表れだったのか。上田は、「外科学会の検証結果を踏まえ、五月中に最終的な調査報告書をまとめる」と調査のゴールについて明言したものの、生煮えのまま記者会見を終えた。第一外科の手術成績に関する真相は公表されず、会頭問題の決着も、次の段階に持ち越された。

激論の末の会頭選出

会頭を正式に決める社員総会が迫るなか、第一外科教授は就任を辞退しなかった。実は本人自身は疲れ果て、身を引きたがっているという話も関係者の間でささやかれたが、彼の出身母体がそれを許さなかったようだ。第一外科教授は九州大学第二外科の出身。その恩師である名誉教授が、頑として譲らなかったといわれている。

九州大学第二外科は、学究肌と言うのか、研究にことのほか熱心であることで知られている。論文発表を重ねることに傾注するあまり、手術をはじめ実臨床にはそれほど関心が高くない、という評判さえ聞こえてくるが、研究業績が重視されるアカデミアの世界で高く評価され、全国各地の大学に教授を送り込んでいる。そのため政治力も絶大で、外科医学界では、「圧力団体として最強」と恐れられてもいる。群馬大学第一外科教授も含め、それまでの一〇年で出身者から三人の会頭を出しているのも、そのためかもしれない。

事態は収拾がつかないまま、学術集会開幕前日にあたる四月一三日の定時社員総会までもつれ込んだ。定時社員総会は、各都道府県から代表的立場の外科医が集まり、学会の運営方針などを決める場で、会頭問題も必然的に議題に上った。釈明の機会を与えられた第一外科教授は沈鬱な面持ちで、次のようなことを語ったという。

「私は昨年、群馬大学病院のことでご迷惑をかけていることをおわびし、次期会頭に選んでいただきました。ご指摘の生体肝移植のドナーの問題は、残念ながら後遺症が残り、大学から懲戒処分を受けましたが、ドナーの方とは示談が成立しています。また、セクハラ事件については監督責任をとったもので、学長から事態収拾のために懇願された結果です。その後、不起訴となっているので問題はないものと思っております。第二外科の患者さんが亡くなられていたことは、ＩＣＵでのことでもあり、関知していませんでした」

この後、退席した第一外科教授が、落ち着かない様子で廊下を行きつ戻りつしている間、ホテルの大会場では激論が交わされていた。

複数の関係者の話を総合すると、冒頭から、第一外科教授と同窓の外科医を中心に、積極的に擁護する発言が相次いだ。

「ドナーの事故は群馬大学だけのことではない。京大ではドナーの死亡例がある」

「調査で生体肝移植のドナーの輸血率が高いと言われたようだが、それは嘘だ。実際は貯血した自己血で対応したと聞いている」

「今、群馬大学病院は特定機能病院の承認を取り消され大変な状況にある。このうえ会頭まで降ろされたのでは追い打ちをかけることになる」

「外科学会は、困難な状況にある群馬大学を応援すべきだ」

この二週間ほど前、群馬大学病院の消化器外科手術に関する学会の検証結果が報道され、第一外科も死亡率が高く、第二外科と共通の診療上の問題があることが表沙汰になっている。参加者からはその点をただす声も出たが、執行部は調査結果の詳細を明かさないまま議論は進んだ。

「外科医療は重症例にチャレンジして発展してきた。死亡率が高いというだけでは本当に問題があるのかどうかわからない」

「第一外科にも問題の症例があるというなら、どういう症例か。何例あるのか」

会頭就任に批判的な意見の参加者も、黙ってはいなかった。

「生体肝移植の調査に携わったが、多くの健康なドナーの手術で、二リットル、三リットルという大量の出血があるなど技術レベルは低く、問題が多かったと認識している」

「セクハラ事件は不起訴になったというが、それでも懲戒処分は取り消されていないと聞いている。二度も懲戒処分を受けているという事実は重い」

「いまは会頭より、病院改革に専念すべきときではないか」

「患者不在の議論であり、学会としての見識を問われる」

このほか、結論の先送りを求める意見もあった。

「検証結果が明らかにされないなかで、会頭就任の可否を決めるのは難しい。結果が出てから再度、議論すべきではないか」

しかし結局、その場で信任投票により決めることになった。

投票権を持つのは、都道府県ごとに選出された代議員三三〇人あまりである。開票の結果、賛成が一七二票、反対が一五九票。わずか一三票差で、群馬大学第一外科教授の会頭就任が決まった。

ただし、これには会員にさえ明かされなかった裏事情がある。賛成票一七二票のうち四三票は、総会を欠席した代議員の委任状によるものだった。会場にいた代議員の票だけを見れば、反対が大幅に上回っていたのだ。

欠席者が事前に記入して送っておく委任状は、会頭問題を含む全議題一〇項目ほどの可否について、まとめて参加者に判断を委ねる場合、所定欄に丸を付ける形式だったという。総会に参加した代議員の一人は「一枚目に丸を付ける欄があり、各議題の内容はページをめくってよく読まないとわからない。皆忙しいから、普通はただ丸を付けて出してしまいますよ」と話した。後になって事実を知った欠席者の一人は、「そんな議題があったとは知らなかった。読まずに丸を付けて出してしまったので、賛成したことになりますね。それはまずかったな」と驚きを隠せない様子で語った。

問題の本質

五月に入っても、上田委員会から日本外科学会の検証結果の詳細が明らかにされることはなかった。上田が報道陣を煙《けむ》に巻いた三月二七日の記者会見以来、委員会をいつどこで開いているのかさえ公表されないまま回を重ねていた。記者会見で上田が明言した「五月末にまとめる」という予定に照らしても、「大幅にずれ込みそうだ」という見方が出てきていた。

検証結果の詳細は、五月二三日朝刊の読売新聞で日の目を見ることになる。実は詳細な情報は、これよりずっと以前から把握していたが、遠からず公表される情報でもあり、その時点でどこまで詳細を伝える価値があるものか、独り考えあぐねていた。そうこうするうちに熊本で大震災が発生して災害報道に比重が移り、余裕がなくなったということも否定できない。書くことに前向きになったのは、遺族たちの心情に背中を押されたためだった。

腹腔鏡手術の遺族は、当初の調査委員会により一度は医学的な検証が終わり、病院側は過失を認めていた。しかし、学会によって、それまでより大がかりな検証が行われ、結果が覆ることはないのか、病院側の態度が変化することはないのかと、不安を募らせていた。開腹手術の遺族のほうは、問題が発覚した二〇一四年暮れから一年半の長きにわたり、説明らしい説明を一度も受けたことがなかった。群馬大学病院からは、調査するという告知こそあったものの、本当にしかるべき対応がなされるかわからない宙ぶらりんの状態に置かれ、いらだちを隠せないでいた。当事者にとっては、いつまで続くかわからない「待ち」の時間が、苦痛でさえあるのだ。

〈群大手術死　全50例で不備　実施は妥当　半数のみ　外科学会検証〉

群馬大学病院の手術死問題で、日本外科学会が行った死亡例の検証により、対象となった第一、第二外科（2015年4月に統合）の50例全てで、説明や記録も含めた診療経過に何らかの形で不備が指摘されていることがわかった。死亡例全般で、行われた医療の質が問われる結果となった。問題の発端となった第二外科だけでなく、第一外科も含め二つの外科が限られた人員で同種の診療を別々に行う非効率な体制を続けた病院組織の問題が、診療の質の低下を招いたとみられる。

同学会の検証は、群馬大が設置した第三者の調査委員会が委託。2007～2014年度に行われた消化器外科手術（約6700例）の死亡64例のうち50例（第一14、第二36）をカルテや画像、病院関係者の聞き取りを基に医学的に検証した。

50例は、手術適応、手術の技術、患者への説明、手術後の管理といった項目ごとに評価された。深刻さの度合いに差があるものの、それぞれ不適切な対応や改善すべき点、説明・記録の不十分さなど、行き届かない点が指摘された。

手術を実施することが妥当か判断する手術適応については、「適応あり」とされたのは26例にとどまり、ほぼ半数の24例（第一6、第二18）で、がんの進行度や体調などの観点から妥当性に疑問が呈された。うち4例（第一2、第二2）は「問題がある」と断定され、患者にメリットのない手術と判断された。

手術については、予定時間を大幅に超過したり大量出血したりと異常があっても理由と経過の記録がない不備が、両外科とも目立った。例えば、適応に「問題がある」とされた第一の膵臓がんの例では、28時間以上かかり輸血も含め17リットルを超える出血がありながら理由の記録がなかった。

技術的には、第二の腹腔鏡手術で、不安定な操作や肝臓を過度に損傷した可能性が指摘された。止血に問題のある例や手術中止の検討が必要な例もあった。

手術後の管理では、両外科とも、適切な時機に行うべき検査が行われず、対応の遅れを指摘された例が多く、医療従事者の連携不足をうかがわせた。第二の患者の１人は、鎮静剤「プロポフォール」が不適正に使用された後、呼吸が弱くなり死亡した。

死亡症例の検討会も37例（第一6、第二31）で行われた形跡がなかった。これには手術適応に「問題がある」４例も含まれていた。

同学会の検証の結果を踏まえ、調査委が事故の原因や背景分析と再発防止に向けた調査報告書をまとめる。

群馬大病院は「調査委員会の報告書が提出されていない現時点ではコメントできない」としている。


（二〇一六年五月二三日　読売新聞朝刊東京最終版一面）

この記事で伝えたかったのは、専門家集団による詳細な調査でも、全般に多くの問題が確認されたという遺族へのメッセージであり、特定の診療科や医師だけの不始末にとどまらないのだという社会への問題提起だった。もちろん個人の資質の問題はあるが、病院組織そのものが抱えてきた病理が、第二外科の手術死続発として顕在化した――そこに一連の問題の本質がある、という指摘だった。

肝胆膵外科という高難度の手術を扱う診療科は、少しの不手際が人命を左右する。それなのに、ただでさえ外科医不足の地方大学が、第一外科、第二外科とわざわざ二手に分かれて同じ診療を別々に行う非効率が、診療に悪影響を及ぼしたことは明らかである。その無理な状態は現場の医師たちを疲弊させ、診療の劣化につながった。手術適応の判断や術後管理の不備、記録や説明の不十分さなどは、第一、第二外科共通の課題だったこともはっきりした。

「全50例で不備」というインパクトのある見出しに気圧《けお》されたのか、外科学会関係者からも記事の影響を懸念する意見があった。全例が医療ミスであるかのように受け取られては困る、と心配したからだ。確かに、五〇例のなかには、治療上の問題はなく、患者が死亡したのは不可抗力だと学会側も判断していた症例はある。しかし、患者や家族への説明や記録も含め、何も不足が見つからなかったかという観点でいえば、「合格」例はなかったと言える。

患者が死亡した五〇例の背後には、消化器外科手術を受けて回復し、退院した圧倒的多数の患者がいるのも確かである。ただし、忘れてはならないのは、診療の基本であり、安全性の高い医療の基盤にもなる診療記録の記載や患者への説明が、死亡例に限って不十分だったなどとは考えられないということだ。

患者が亡くならなかったからといって、杜撰な診療体制で許されることにはならない。腹腔鏡を使った保険適用外の肝切除を受けたのは、死亡した八人だけではない。それ以外の人には、事実が包み隠さず説明されていたのだろうか。そうではなかったに違いない。

KIFMEC設立と苦い終焉

上田委員会の報告書をまとめる作業は、予定していた五月を大幅に過ぎ、七月に入っても終わっていなかった。上田は七月七日、北海道旭川市で開かれた日本肝移植研究会の学術集会で講演を頼まれていた。

主に肝胆膵外科医が集まるこの研究会では、群馬大学病院の問題は大きな関心事である。二〇一五年四月には、神戸国際フロンティアメディカルセンター（KIFME

C）の生体肝移植でも、患者の相次ぐ死亡が発覚していた。医療法にもとづく医療事故調査制度が同年一〇月に新設されたことも相まって、この分野の医師たちにとって、医療安全は注目すべき話題の一つになっていた。そこで、学術集会の特別講演の講師として、群馬大学病院の調査委員長を務める上田が招かれたのである。

この学術集会は、「プロフェッショナリズムとプロフェッショナル・オートノミー」というテーマを掲げていた。学術集会の当番世話人であった旭川医大教授の古川博之が、群馬大学病院やKIFMECの問題を意識して選んだテーマだという。KIFMECについては、日本肝移植研究会が調査に乗り出したが、古川も中心的にかかわっていた。

医療の世界では「プロフェッショナル・オートノミー」という言葉が好んで使われる。医師は高い学識と専門技術を備えた「プロフェッション」であり、医療における判断にはしかるべき自由が認められると同時に、医師は自らを律し自浄能力を持っていなければならない、といった考え方だ。傍目に見ると、医師たちはしばしば外部からの介入を嫌い、仲間内での解決を望むように見えることがある。それは、プロフェッションとしてのプライドの表れでもあるのだろう。学術集会では、このテーマを象徴する目玉企画として、医療に詳しい弁護士が医療事故調査制度について解説した後、上田が群馬大学病院の調査を振り返る内容の話をするはずだった。

最初に登壇した弁護士は、医療事故調査制度の概要を説明するなかで、その弱点を指摘した。現行制度の対象は、患者が死亡して遺族が不審に思ったとしても、院長が「予期せぬ死亡」とみなさなければ、制度を運営する第三者機関の医療事故調査・支援センター（日本医療安全調査機構）への報告はしなくてよく、調査自体が行われることさえないまま済ませられる。

「群馬大学病院やＫＩＦＭＥＣのケースは、この制度に照らせば、調査の対象にすらならないことでしょう」

弁護士がこう発言したとき、会場では、ＫＩＦＭＥＣの調査にかかわった研究会幹部が、うんうんと実感を込めて大きく頷《うなず》く後ろ姿が見て取れた。ＫＩＦＭＥＣのトップは、死亡の続発を特に問題と捉えておらず、研究会と対立する構図となった経緯を思い起こしていたに違いない。

続く上田の講演は、半ば予想していた通り、群馬大学病院には一切触れることはなかった。上田自身がかねて提唱してきた「プロフェッショナル・オートノミー」についての、解説的な話が主軸だった。素晴らしい理想像であり、共感するところは多々あったが、現実に起きていることとは、やや距離のある話が語られているようにも感じられた。

私は、群馬大学病院の問題と同時並行でKIFMECに関する取材を手がけていた。肝臓の移植外科医が強い関心を寄せるKIFMECの問題とは、どのようなものだったのか。概要を振り返ってみる。

KIFMECは、京都大学名誉教授で、生体肝移植の世界的権威として知られる田中紘一が自ら院長となり、二〇一四年一一月にオープンした病院で、インドネシアをはじめ海外から来日した外国人に生体肝移植を行うことを目玉の一つとしていた。日本の高度医療を国際的にアピールする狙いもあり、STAP細胞の論文不正で揺れた理化学研究所の発生・再生科学総合研究センター（当時）も立地する神戸ポートアイランドの一角に建てられた病院だった。

KIFMECの副院長には、京大時代から田中の愛弟子である女性外科医が、開院当時三〇代という若さで抜擢されていた。ただ、田中の出身母体である京大の医局から正式な医師の派遣はなく、生体肝移植という高度医療を手がけるにしては人材が手薄であることが、開院当初から不安視されていた。田中は、脳死臓器ドナーが極端に少ない日本で、群馬大学病院の第二外科を含む全国各地の大学病院の医師に生体肝移植を伝授し、定着させた第一人者である。多くの優秀な移植外科医を育て、京大では病院長まで務めた実績ある名医が率いる病院だというのに、これはきわめて異例のことだ。背景要因として、田中と副院長の女性との特別な間柄を取り沙汰する噂も絶えなかった。

それでも田中は、開院翌月の一二月には三例の生体肝移植を実施した。患者三人のうち二人は、二歳の子どもを含むインドネシア人、残る一人は四歳になる日本人の子どもだった。その後、月一～二例の症例を積み重ねるうちに死亡例も重なり、関係者の間で懸念がささやかれるようになった。

二〇一五年三月初旬、ＫＩＦＭＥＣで行われている生体肝移植の国際展開について、田中に直接取材した。そのなかで、田中はそれまでにＫＩＦＭＥＣが手がけた生体肝移植七例で、インドネシア人を含む患者四人が死亡していることを率直に話した。しかし、そのことが問題であるという認識は持っていなかった。検証の必要性こそ否定しなかったが、田中は「いまは死亡率が高いかもしれないが、まだ症例数が少ない。一〇例、二〇例と症例を重ねてみないと本当のところはわからない」といった持論を崩すことはなかった。

死亡例の話に至る前、副院長の女性外科医をはじめ医師や看護師を同席させたうえで、田中はＫＩＦＭＥＣの紹介にと、病院のＰＲ映像を上映した。更地の建設予定地を眼前に未来を語る女性外科医を前面に押し出したイメージの内容で、この若き副院長が、ＫＩＦＭＥＣにとって特にアピールしたい存在であり、その将来を背負って立つ位置づけの人なのだと感じさせた。

三月下旬になって、日本肝移植研究会が調査に乗り出した。四月五日には、研究会の役員による実地調査が行われている。しかし、田中は予定を変えず、数日後には八例目の生体肝移植を実行した。

四月一四日朝刊で最初の記事を出したことで、この事実は社会的にも知られるところとなる。

それからほどなくしてまとまった研究会の調査報告によると、死亡四例いずれも診療に何らかの問題があった。具体例を挙げると、肝臓や膵臓を切除する大手術を終えた四日後に移植を強行したり、ドナーが脂肪肝で本来は移植に適していなかったり――。研究会は移植を中断して検証するよう要請し、神戸市も立ち入り検査を決めていたため、移植はようやくいったん停止された。

四月二六日、田中は、この問題について初めて記者会見を開いている。記者会見では、田中が自ら状況を説明したが、大半が、研究会の調査に対する詳細な反論に費やされた。その場には男性の副院長が同席した。元は脳死臓器の斡旋《あっせん》団体である日本臓器移植ネットワークでコーディネーターをしていたという人だ。田中とともに移植手術を中心的に行い、説明責任の一端を担っているはずの女性の姿はなく、報道陣をいぶかしがらせることになった。しかも、彼女はいつの間にかひっそりとKIFMECを退職して姿を消したため、ますます不審な印象を残した。

この頃、ＫＩＦＭＥＣは一部メディアに積極的に患者を登場させた。患者たちが語る感謝の思いに、嘘はなかっただろう。ただ、田中側には、彼に感謝する患者の存在を知らせ、社会の厳しい批判をかわす狙いがあったのかもしれない。

ＫＩＦＭＥＣで移植を待っているという六〇代の男性も、五月一五日、ドナーとなる予定の妻ら家族とともに記者会見に臨んだ。四月下旬に生体肝移植を受ける予定だったが、一連の問題が浮上したため延期され、移植の再開を待ち望んでいるという。

「一％でも望みがあるなら、それに賭けたい。移植を再開させてほしい」

それは「生きたい」と望む患者の切実な訴えだった。

生体肝移植は、健康な人の腹を切り開き、その肝臓を大きく切除する。ドナーにとって手術は、自分の病気を治すためではなく、むしろ健康な体を傷つけて危険に晒《さら》し、病気にしてしまう理不尽なリスクを伴う医療である。提供する側、される側の当事者たちさえよければよい、という考え方も、もちろんできる。しかし、だからといって社会的に容認できるのはどこまでなのか、慎重な判断が求められるのは当然だ。

生体肝移植は、現在では確立された医療として公的な医療保険の対象にまでなっているのだから、なおさらである。まして日本には、二〇〇三年に一件のドナー死亡例もある。

六月三日、それはまさに、田中が京大病院で手がけたケースだった。ＫＩＦＭＥＣの生体肝移植九例目となるこの男性の手術は強行され、男性は移植終了からわずか一日後に死亡している。ほどなくして神戸市の立ち入り検査が行われ、人材確保をはじめ、診療体制の不十分さが指摘された。今度こそ本当に、ＫＩＦＭＥＣの生体肝移植は中断せざるを得なくなった。

それでも、田中はあきらめなかった。

生体肝移植の再開を目指して、旧知の間柄である医師や患者団体関係者らからなる委員会を設けて検証を依頼したのだ。九月に記者会見で公表された検証報告は、「必要な体制が概《おおむ》ね備えられている」という結論だったが、委員会からは「体制は百点満点ではない。移植を再開するなら、さらに改善してほしい」という意見も付され、どっちつかずの印象を与えた。ＫＩＦＭＥＣのほうは、これを再開のための「お墨付き」として扱った。すでに次の患者が控えていたためである。そして一週間後には、一〇例目のインドネシア人患者に対する生体肝移植が実行された。

しかしながら、ＫＩＦＭＥＣが終わりを迎えるまでに時間はかからなかった。一一月二七日、資金難から事実上の閉院を余儀なくされたのである。その後、再開を目指すとしてきたが、結局、翌年春に破産。一連の問題に幕が下りた。田中に自ら止める気は、おそらくまったくなかっただろう。資金難という「兵糧攻め」によってしか解決できなかったことが、この問題の困難さをよく表している。

KIFMECの一件を通じて、「その道の権威」が方向性を誤ったとき、専門家集団にさえ止めることができない、という危うさが明らかになった。

専門家集団が、いわば「仲間」の行っている医療に問題意識を持ち、プロフェッショナル・オートノミーを実践しようと自ら調査に乗り出したKIFMECのケースで、専門家たちの意志は、残念ながら思うように実を結ばなかった。こうしたケースで、医療界が自律的に解決することがいかに難しいか、皮肉にもこの出来事が教えてくれた。

KIFMECに対し専門家集団が調査に乗り出したことについて、詳細な経緯や内情を知らない外野の医療関係者は、京大出身の田中とはもともとライバル関係にあった東大勢が仕組んだはかりごとだと言ってみたり、地元の神戸で「その道の権威」に生体肝移植をやられてはたまらないと考えた神戸大勢が足を引っ張っているのだと言ってみたり、「陰謀論」に終始した。また、田中の直弟子である京大勢は、問題の根本を最もよく知る立場にあり、内々では事態を問題視し、時に厳しく批判しながらも、表だって、ほとんど対応らしい対応をすることができなかった。彼らにとって田中は、すぐれた実績を残した医師の先達であることはもちろん、一人前の移植外科医として育ててくれた恩師である。調査が行われるのを黙認することが、長く敬愛してきた師匠に対する唯一の抵抗手段だったということだろうか。

同じ分野を専門とする医師は、誰もがいくらかの利害関係を持つ者同士である。結局、百パーセント純粋な気持ちで行動することもない代わり、できるだけ正しい行動をしようと希求したとしてもそうではないと見られるのが世の常だ。だからこそ、このような場合にも、事態をあるべき方向に是正していくことができる別の力、あるいは別の仕組みが必要なのかもしれない。

最終報告書

上田委員会の調査報告書が正式に発表された二〇一六年七月三〇日は、真夏の前橋らしく息苦しいほどに暑い日だった。その暑さは、二年前の二〇一四年、最初に端緒となる情報を耳にしたあの日を思い起こさせた。

午後一時、前橋市荒牧町にある大学本部キャンパスの学長室を、上田を先頭にした調査委員たちが訪れた。

「再発防止に向けた提言を真摯に受け止め、改革に取り組んで参ります」

学長の平塚浩士《ひろし》は、上田から調査報告書を受け取ると、そう決意を述べた。

続いて、医学部のある前橋市昭和町のキャンパスに舞台を移し、調査報告書を発表する記者会見が始まったのは午後二時を回った頃だった。

記者会見は、上田による調査報告書の概要説明だけで一時間半が費やされる異例の長さとなった。本文だけで七四ページある調査報告書を、概要といえども丁寧に説明すれば、そのようになることはやむを得ない。調査報告書は、おおまかに分けて、事実経緯、検証結果、再発防止に向けた提言の三つの要素からなる。報告書では、執刀医（本書では早瀬）をA医師、第二外科教授で診療科長（同じく松岡）をP教授と表現している。

調査報告書で最も目を引いたのは、二〇〇九年度の一年間に、早瀬による肝胆膵外科手術で八人もの患者が死亡していたことだった。

この年度は腹腔鏡手術の導入前で、行われたのはすべて開腹手術だが、九月までに五人の死亡が続発したことから、教授の松岡は、一〇月頃にはいったん高難度の肝切除を休止するよう指示した。しかし、二ヵ月後の一二月には再開してしまう。そして、同じ年度に、膵臓も含めて新たに三人の死亡が続いた。二〇一〇年三月頃、松岡は改めて手術を休止させた。早瀬も同意したが、翌月には早くも再開したようだ。早瀬は上田委員会のヒアリングに対し、その理由を「紹介患者が来たため、手術を休み続けることはできなかった」と説明した。

死亡例の続発を理由に二度にわたり手術は休止されたが、「一定の休止期間のあとA医師が手術を再開するにあたって、手術体制、指導体制について特別の改善が行われないまま手術が再開されている」という大きな問題点があった。しかも、委員会のヒアリングを受けた早瀬は、死亡例について、「難易度の高い手術であり、起こりうる合併症による個別の問題であると考えていた」と答えている。確かに、何人くらい死亡が重なれば手術を中止すべきなのか明確な基準はない。ただ、少なくとも、二〇〇九年度に開腹手術の患者に死亡が度重なった時点で、「死亡症例検討会を開催していれば、適切な対応をとることもできた」と調査報告書は指摘した。

開腹手術の死亡が続発して手術を二度も休止する事態に陥っていたのに、第二外科は、さらに難しい新たな挑戦を始める。二〇一〇年度に入って、早瀬たちは、肝臓の腹腔鏡手術を導入したいと松岡に申し出たのである。「他の大学病院では実施しているところもあり、開腹手術に比べ侵襲が少なく、入院期間も短縮しうる」というのが理由だった。

ここで思い出されるのは、早瀬と松岡が二〇一五年三月に提出した反論文である。そこには、腹腔鏡手術を導入するまでの経緯が書かれていた。

それによると、早瀬は二〇一〇年四月から七月までに、いくつかの学会に足を運んでは、腹腔鏡を使った肝切除について他の病院の取り組みを学んだ。さらに、肝胆膵の腹腔鏡手術で先進的な病院として知られる岩手医大病院から手術の録画映像を取り寄せて検討したり、実際に岩手に出向いて実習したりしたと主張している。岩手医大の当時の教授である若林剛《ごう》は、この分野の第一人者であり、松岡とは医師になった年次が同期であることから親しかったといわれている。その縁もあったのだろうか。早瀬らが反論文で縷々《るる》訴えているように、腹腔鏡手術の導入準備は、かなり熱心に行っていたようだ。しかし、その前に、本来やるべきことがあったはずである。その直前に続いた開腹手術の患者の死亡に向き合って十分検討し、まずは開腹手術の安全性と技術向上を図るということだ。信じがたいことにその形跡はなく、二〇一〇年一二月には腹腔鏡手術が導入された。

上田委員会による調査報告書の話に戻ろう。

腹腔鏡手術では、導入以後一年間で、患者四人の死亡が相次いだ。調査報告書によると、第二外科の医師のなかには、「死亡事例も出ており、危険なので中止させた方が良い」と教授に進言した者もいたが、腹腔鏡手術は継続され、三年半の間に計八人の死者を出すことになった。このことに対しては、「P教授がそれを受け入れず、真摯に検討しなかったことは大いに問題であった」と強く批判した。

調査の結果、学術誌に事実でない内容が記されていたことも発覚した。論文をめぐって不正があったと疑わざるを得ない。

第二外科の肝胆膵グループが腹腔鏡手術の症例を重ねているさなかの二〇一二年八月、松岡は北関東の外科医グループで出している学術誌に論文を発表していた。腹腔鏡下肝切除の導入から一年間の手術成績を報告したものだが、そのなかでは、二〇例行ったうち、患者の死亡は一例しかないかのように書かれていた。実際には、導入から一四例行った時点で死亡は四例あった。この論文は、問題が最初に表面化した二〇一四年一一月、倫理審査を通していなかったことを理由に撤回されていたという。そもそも論文の記述は事実に反しており、虚偽とも言える。

これについては報告書も、「事実と異なる記載である。このような論文を教室の業績として学術雑誌に発表していることは、医学者としての倫理にもとる」と厳しく指弾した。論文に共著者として名を連ねている第二外科の医師一〇人のなかにも、「保険適用外の手術であり投稿は控えるべきである」と反対した者がいたというが、聞き入れられなかった。

学会の認定資格をめぐる不可解な事実も明らかにされた。

松岡は消化器外科医であるが、実際のところ肝胆膵外科の手術が専門とは言い難い。にもかかわらず、日本肝胆膵外科学会の「高度技能指導医」という資格を持っていた。そもそも松岡に肝臓の腹腔鏡手術をした経験はなく、開腹手術の経験も少なかったが、記録上は手術に数多く参加していたかのようになっていた。「P教授が手術に参加していないにもかかわらず、術者あるいは指導的助手として参加したかのように記録されていたことは、実態と異なる記録であり不適切である」と報告書も問題視する通り、こうした「カラ手術」が手術経験数としてカウントされ、学会の資格取得につながっていたのだろう。

実際、「高度技能指導医」の取得に技術チェックはなく、自己申告された手術数が判断基準の一つとされていることが、不適切な資格取得を招いた。このことは、学会の認定資格のあり方を改めて問い直している。報告書は、松岡のこの資格が、群馬大学病院第二外科に患者を紹介した他の医療機関の判断に影響を与えた可能性に言及し、「日本肝胆膵外科学会の高度技能指導医の認定のあり方にも問題があった」と結論づけた。

調査委員長の上田は記者会見で、松岡の「カラ手術」に話題が及んだ時、他の大学でかつて、手術を記録する用紙にはすべてあらかじめ教授の名前が印刷してあったというエピソードを披露し、こうしたことが、群馬大学病院だけでなく医療界で日常的に起こりがちであることを示唆《しさ》した。群馬大学病院で問題になった数々の出来事は、医療界の旧弊の一端がさまざまな形で顕在化したものであることが、この点からもうかがえる。

第一外科と第二外科が分立して同種の診療を行ってきた、というのもその一例である。調査報告書は次のように分析した。

「限りある人的・物的・財務的リソースが分散され、弊害が生じることがある。具体的には、それぞれの好みの手技手法や慣習が並存し、標準化されないために患者の安全が損なわれやすくなること、グループ間に無意識のうちに競争意識や対抗意識が芽生える可能性があり、診療において良好な情報共有や協働関係が築きにくくなること、そのため、グループ毎《ごと》の診療の質が低下する恐れがあること、などの弊害が起きやすい」。このことが、「死亡18事例の発生と、その発覚の遅れにもつながった背景となっていた」という。

手術死の続発に影響した組織事情はほかにもある。病院が旗振り役となり、手術増に邁進《まいしん》していた事実である。

「地域の大学病院として、『最後の砦《とりで》』的な機能への期待があったとはいえ、手術数増加方針が院是となり、許容量の限界まで手術件数が多くなると、幾つかの重大な悪循環を招く恐れがある。具体的には、手術適応のボーダーラインにある事例の適応判断が甘くなる、一つの手術室で複数の手術を行う頻度が高くなり平均手術終了時刻が遅くなる、丁寧な術後管理を行う時間が確保できなくなる、患者への説明時間が不足する、手術記録が簡略化される、死亡事例の検討時間が不足する、といったことなどにより診療の質が低下する恐れがある」

第二外科の肝胆膵外科手術は特定の執刀医一人に頼りきりで行われており、一連の問題は、「手術数の限界を超えたことによる悪循環そのもの」だった。

早瀬のカルテ記載の乏しさは、かねて指摘されてきた。調査報告書も、そのことが死亡の連鎖を食い止める可能性さえ閉ざしたことを示唆した。

「（カルテの）記載が極めて乏しく、患者がどのような状態なのかを読み取ることができず、不適切なものであった」とし、手術記事についても「手術の手順は記載されていたが、手術所見や出血、術式変更の詳細の記載はなかった」と評し、診療の記録は医師法が定める義務であり、「理由の如何《いかん》に拘《かかわ》らず、これらが不十分であってはならない」と戒めた。

もしもカルテ記載が適切であったならば、「他の医師の目に触れる機会もあったことから、重篤な状況に陥る前に、適切な処置が行われた可能性があった」「死亡事例の続発に早期に気づき、原因究明や再発防止策を講じる契機となったと考えられる」とされ、診療について詳細に記録しておくことが、患者の命綱になりうると認識するよう促した。

「ラーニングカーブ」が意味すること

調査報告書には、「ラーニングカーブ」という言葉が出てくる。これは、群馬大学病院に関連する取材で、外科医からしばしば耳にした言葉でもあった。

外科医が新しい手術に挑戦し、習熟していく過程で、初期は死亡率が高くなるが、経験とともに徐々に低下していくため、グラフにすると右下がりのカーブを描く。これが、「ラーニングカーブ」と呼ばれているものだ。調査報告書はこのことについて、以下のように記している。

一般的に、指導体制や管理体制が不十分な状態で新規手術を導入すると、初期に死亡率が高く、それが経験とともに漸減していくという〝ラーニングカーブ〟が発生する。これを回避するために、新規手術の導入にあたっては、指導体制や管理体制を十分に整えなければならない。

「ラーニングカーブ」の発生を「指導体制や管理体制が不十分な状態」でのことだと位置づけ、それを回避すべく体制を整えることを必須だと断言している。それまでの取材でしばしば耳にした「ラーニングカーブ」という言葉は、最初の頃は手術成績が悪くても「当然のこと」「仕方のないこと」という意味合いを込めて使われていた。

たとえば、こんな言い方だ。

「ラーニングカーブというんですけど、誰でも初めての手術はあって、最初からうまい人はいない。やっているうちにだんだんうまくなっていくのだから初期に死亡が多いのはやむを得ない。外科にはそういうところがあるんですよ」

そんな話を聞く度、一定の理解はできるような気がしたものの、どうしても割り切れない思いが消えなかった。「それでは初期の手術に当たってしまった患者はたまったものではない。誰だって、そんな役回りに当たりたくはない」という、これもまた患者の立場からすれば当然の思いが、頭を離れなかった。

ほかに治療の手だてがなく、新しい手術を試みることによって、もしかすると一命を取り留めるかもしれない、という事態であれば、患者や家族に事実をよく説明して、同意を得たうえでなら、リスクを受け入れるという場合はあるかもしれない。しかし、すでに確立された手術で、ほかの医師であれば問題なくできるとか、その方法以外にも選択肢があるとかいうのならば、話は別である。習熟できていない医師が執刀する場合は技術のある医師が脇を固めるなど、患者の安全を担保するための対策をとってもらいたい、と誰もが思うに違いない。

肝胆膵外科の腹腔鏡手術は、開腹手術より新しい分野だ。しかし、そもそも腹腔鏡手術は手法としては新しいかもしれないが、治らなかった病気が新たに治せるようになるというものではない。患者にとっては開腹手術という選択肢もあるわけで、担当の医師がそちらの手法のほうが安全に確実にがんを切除できるならば、そのほうがよいと思うに違いない。腹腔鏡手術の導入は、術前術後も含めて安全性に差が出ない体制をとれるかどうかが、きわめて重要なはずである。

調査報告書によると、早瀬が手がけた肝胆膵外科の腹腔鏡手術でも、典型的な「ラーニングカーブ」が発生していた。報告書は以下のように指摘している。

指導体制や管理体制に問題があった可能性がある。実際に、腹腔鏡下肝切除術においては、内視鏡技術認定医が術者の一員として手術に深く関わったのは最初の2事例のみであった。もし、腹腔鏡下肝切除術導入にあたって、指導体制や管理体制が十分であれば、初期の死亡事例を回避できた可能性がある。

早瀬は、腹腔鏡手術の導入に当たり、先進的な医療機関に出向いたり手術の録画映像を入手して検討したりして学び、「無理がないように段階を追って導入した」と上田委員会のヒアリングでも説明したという。しかし、調査報告書では、「典型的な〝ラーニングカーブ〟が発生したという結果からみると、十分な経験を持つ医師の指導なしに、A医師が高難度手術を実施するには、そうした準備だけでは、不十分であった可能性が高いと思われる」と判断された。

前述したKIFMECの生体肝移植をめぐり、病院長だった田中は、患者の死亡が続いても、「難しい症例を引き受けているからだ」と説明し、「一〇例、二〇例と症例を重ねてみないと本当のところはわからない」とも話した。実際に一〇例まで生体肝移植を実行し、閉院後さらに二人が亡くなったことで、結局、一年以内に患者計七人が死亡している。ＫＩＦＭＥＣが手がけた症例には、患者やドナーの状態から移植の適応がないとみられる例が目立っていた。

ＫＩＦＭＥＣで起きたことと、群馬大学病院の調査で指摘された「ラーニングカーブ」の問題は、発想としてどこか通じるところがあるように思う。

田中は生体肝移植のパイオニアで、日本の移植医療をリードしてきた権威である。黎明期《れいめいき》には、リスクが高くてもチャレンジし、症例を重ねることによって研究を進め、救えなかった患者を救えるところまで生体肝移植の改良を重ねてきた実績がある。こうした発言は、田中の場合、そのような実体験があるからこそ出てきたのだろう。しかも、その自信があるから、通常は適応がないと判断される例までも、生体肝移植を実行してしまったのではないだろうか。

ただし、田中の弟子も含めて多くの専門家が指摘したのは、ＫＩＦＭＥＣのときと田中が活躍した京大時代とは大きな二つの違いがある、ということだった。一つは、生体肝移植はとうに黎明期を過ぎて定着し、確立した保険診療となり、大きな未知のリスクにチャレンジする段階にはないこと。そしてもう一つは、脇を固める充実した人材に支えられた体制で行うのと、人材をはじめとする体制が脆弱なＫＩＦＭＥＣで行うのとでは、医療チームとしての総合力がまったく違うということ。それらが十分に認識されなかったことが、悲劇を生んだ。

懲戒解雇と諭旨解雇

上田委員会の調査報告書が七月二七日に完成した後、群馬大学は二九日に理事会を開いた。関係者の処分を決めるのが、その主な目的である。

早瀬は、すでに二〇一五年三月末で依願退職していたものの、調査が終了するまで退職金の支給を保留されていた。この日、懲戒解雇相当という処分が決まり、退職金は支払われないことが確定した。

上司として監督責任のある松岡のほうは、早瀬より一段階軽い諭旨解雇。退職金は正規の七割が支給されるという処分だった。松岡は早瀬と違い、事態が発覚し、臨床現場からも教育現場からも追われ、辞職の肩たたきを受けながら頑として応じることなく、言わば「窓際」の立場になっても大学に居残り続けた。第二外科の医局員が説得しても取り合わず、「群大がどうなるか見届けてやる」という様子だったという。医局のOBたちが次の落ち着き先を用意したことまであったといわれるが、効き目はなかった。

すでに二〇一五年のうちに懲戒相当とすることは決まっていたが、具体的な処分内容が出るのは、やはり調査結果が出てからということになっていた。松岡はかねて、本音では「自分は悪くない」と考えており、周囲にもそう語っていたといわれる。弁護士を付けて労働裁判をちらつかせ、大学側も強い態度に出にくかったようだ。

七月三〇日に行われた上田委員会の報告書発表を経て、八月一日には別に設けていた改革委員会も、最終的な提言を完成させた。前述のように改革委員会は二〇一五年一〇月、すでに提言の中間まとめを発表していたが、上田委員会の調査報告書を踏まえて調整した内容を最終的な提言としてまとめたのである。

主な修正点は、群馬大学が二〇一七年四月から、大学院医学系研究科の外科専門分野を「総合外科学講座」として一本化すると決めたことによる記述変更だった。

中間まとめの段階では、二〇一五年四月に病院の外科の診療科は統合されたのに、医師たちが所属する大学院の講座は二つに分かれたままであり、「根本的な解決になっていない」と批判されていた。しかし、二〇一六年一月の教授会で講座の一本化も決まった。最終提言は、その経緯を説明したうえで、「この体制の変更が、形式的な改革に終わることがないよう特段の注意が必要である」と付記する内容に書きかえられた。

翌二日、学長の平塚と病院長の田村は文部科学大臣の馳浩を訪ねて上田委員会の調査報告書を直接手渡した。平塚は、「亡くなられた患者さんとご遺族に深いご心痛をかけたことをおわびします」と頭を下げた。馳は「あってはならないことが起きた。教育機関の使命として、遺族への丁寧な対応と再発防止が求められる」と述べた。

この後、東京・千代田区内のホテルで記者会見が開かれた。初めに改革委員会委員長の木村による最終提言の公表があり、引き続き学長の平塚、病院長の田村、医療の質・安全管理部長の永井弥生が、一連の調査結果に対する大学としての見解や関係者への処分を発表する段取りだった。

記者会見に先立ち、遺族と弁護団が、遺族会代表による学長への要望書提出と、記者会見の傍聴を要請し、受け入れられた。

最初に記者会見に臨んだ改革委員長の木村は、中間まとめから微修正したが趣旨は変わらないと説明したうえで、内容をおおよそ次のように話した。

今回、重大な問題が起きた根底にあるのは、患者本位の医療が行われていなかったということ。その最大の理由は、病院としての組織体制ができておらず、組織の体《てい》をなしていなかったことである。大学全体としても病院としてもガバナンスが欠如していた。さらに、責任者のリーダーシップが欠如していた。

ガバナンスの欠如が最も色濃く表れたのが、第一外科と第二外科の問題で、同様の診療をしながら、ほとんどコミュニケーションがなかった。そして、人事面では、非常に大切なはずの病院長、診療科長の人事が極めておざなりで、両者ともリーダーシップが欠如した状態だった。それがガバナンスの欠如を決定づけていたとも言える。

人事システムは改善が必要だ。他のところでは極めてオープンにやっているので、ぜひやってもらわないといけない。大学というところは権力構造があり、教授選考の時に裏でいろいろ行われるということが昔はあったが、今は公明正大な人事システムを作らないといけない。結論としては、旧風土からの脱却が最も必要なことだと考えている。

この場で教授選の話が出たが、実は改革委員会が議論を進めているさなか、群馬大学では教授選考が行われていた。一連の問題を受けて、二〇一五年春ごろから肝胆膵外科の教授を公募しており、一一月になって、九州大学第二外科准教授だった調憲《しらべけん》が選任されていた。九州大学第二外科と言えば、第一外科教授と同門の後輩に当たる。肝胆膵外科教授の選考をめぐっては、かなり前から「九大の先生が来るのだろう」と内部で噂されていたこともあり、公正性に疑問を呈する関係者もいた。

説明後の質疑応答で、その点についてただすと、木村は「いろいろ噂は聞いていたが、改革委員会として正式に情報を得たことはない。関係者に個人的にうかがったが、問題はなかったと聞いている」と答えたが、木村自身が推奨している「オープンなやり方」、つまり、教授選考の過程を公表するといった公明正大なやり方だったのかどうかについては、「そういう意味ではできていなかったと思う。それができないと、本当に信頼される医療機関にはならないでしょうね」と認めた。

続く学長らによる記者会見では、いよいよ関係者の処分（七月二九日付）が発表された。

執刀医の早瀬は懲戒解雇相当、教授の松岡は諭旨解雇、手術死が続いていた二〇〇七年四月から二〇一四年三月の間に病院長を務めた野島美久、石川治の二人は、大学理事の立場であり就業規則が適用されないため、懲戒相当の減給（役員本給月額一〇分の一の三ヵ月分）となった。このほか、懲戒ではないものの、第一外科教授が文書による厳重注意となるなど、五人が処分を受けた。二〇一五年春に任期満了で退職した前学長の高田邦昭は大学の処分対象ではないが、自主的に役員本給月額一〇分の一の五ヵ月分を返納した。

不可解なのは、教授である松岡と早瀬の処分の差だった。たとえ問題のある医師がいたとしても、責任者である教授が管理できていれば、このような事態は起こりえない。

質疑応答では、その部分をただした。すると、学長らはそれまでとは違う慌てた様

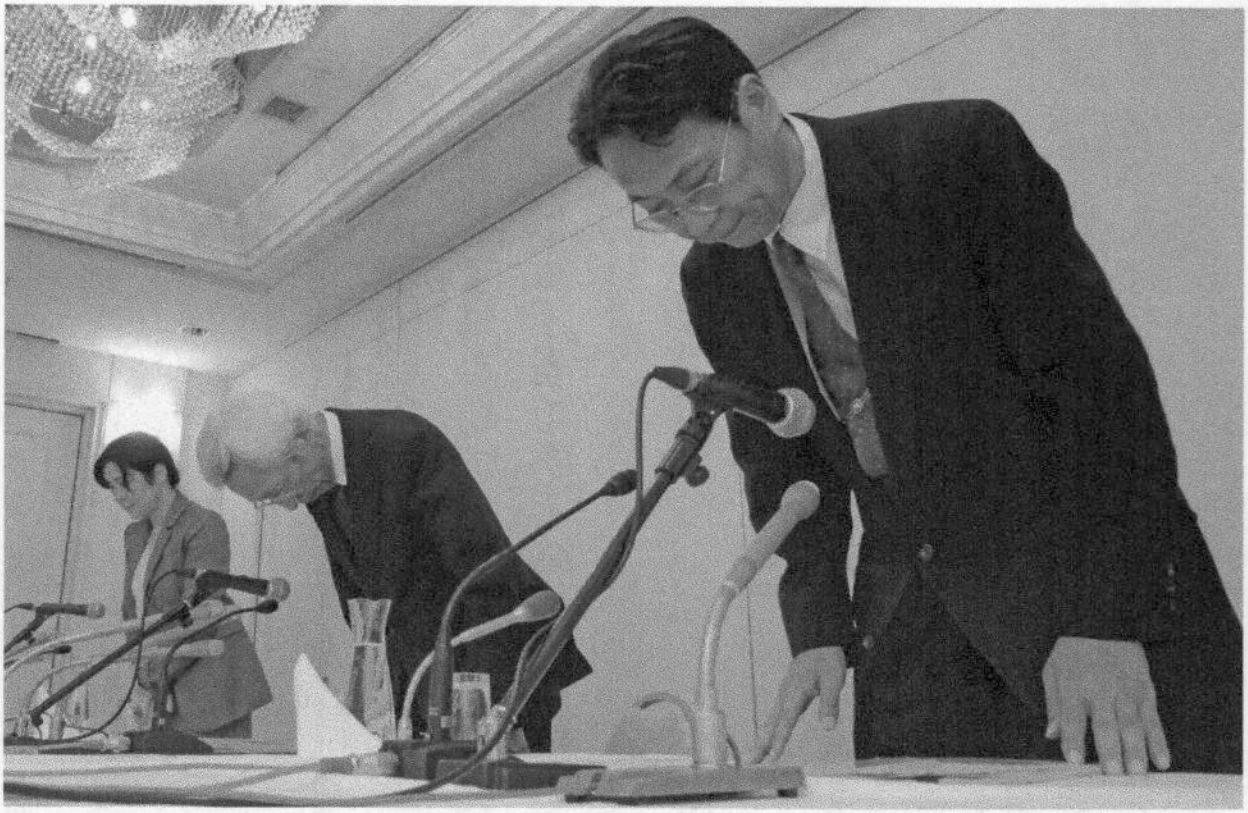

群馬大の田村遵一病院長（右）、平塚浩士学長（中央）は2016年８月２日の記者会見で医師らの処分を発表、頭を下げた

子で手元の資料のページを繰り、ひどく狼狽しているように見えた。

――執刀医より教授の処分が軽くなっているのはどういう理由からですか。

平塚　解雇なので処分としては重いと思っていますが、少し軽くなっているのは、診療録をきちんと書きなさいとか、アドバイスしているので、同じではない。

――先ほどから、教授の権限は強大という話が出ていました。調査によれば、第二外科の医師が手術をやめさせたほうがいいと進言しても聞き入れず、論文で死亡数の虚偽記載とみられることもしています。それでも、やったことに見合う処分なのでしょうか。

平塚　教授本人への聞き取りでは、論文の死亡数は数え間違えたのであり、故意に違う数字を書いたわけではないと聞いています。

――実際に最初の一年で四人亡くなったのは事実で、説明がつかないのではないですか。

平塚　論文不正であれば重大だが、そうではないと言っています。

田村　一番の問題である死亡事例が重なったのは、教授からの指示でいやいや手術をやったわけではないですから、管理に比べて実際にやった人の処分が重くなります。

――教授は責任者であるのに、一度も記者会見で説明していません。もう説明の機会はないのでしょうか。

平塚　本人には説明してくれるようにとお願いしています。

教授は医局の人事ピラミッドの頂点に立つ存在で、権力は強大だというのは大学側も認めるところである。どこの大学教授に聞いても、「教授の一言で手術をやめさせることはできる」と話す。それなのに、このケースでは権力が働かなかったのはなぜなのか。医局員が「危険だから中止させたほうがよい」と進言までしているのに、それを聞き入れなかったのはなぜなのか。論文で事実に反する死亡数を記載したのはなぜなのか。問題発覚直後に論文を取り下げるとはタイミングが良すぎるではないか。

執刀医が教授に逆らって手術を強行してきたとでも言うのだろうか。

教授の処分が行ったことに見合うのかとただした質疑の間中、医療の質・安全管理部長の永井だけが、何度も深く頷いていた。

こうしたやりとりは、傍聴を許された遺族会代表や弁護団も聞いていた。予想されたことだが、遺族からは処分に対し同様の反応があった。これに引き続いて行われた遺族会の記者会見では、教授の処分の甘さを批判する声が上がった。遺族は、執刀医も含め、医師免許の取り消しを望む気持ちを報道陣に吐露した。

第5章

遺族の物語

妹の遺志――対峙

上田委員会が報告書を発表する前月の二〇一六年六月、一部の遺族たちが集まり、遺族会が結成されていた。病院の調査は迷走が続き、上田委員会も進行状況が見えにくかったその頃、遺族にはこれといった連絡もなく長期にわたり待つことを余儀なくされるなかで、互いに交流したいという思いを強めていた。弁護団の助言を受けながら、六月二六日、正式に遺族会を結成し、団結して群馬大学病院と向き合うことが決まった。

高崎市内のホテルの会議室に集まった十数組の遺族は、安東宏三弁護団長や梶浦明裕事務局長ら八人の弁護士から、過去の医療事故における遺族活動の実例について説明を受け、遺族会として、団結して活動する意義を話し合った。この時点で、遺族会に参加したのは一一組。第一外科の患者の遺族も一組が加わった。腹腔鏡の肝切除手術を受けた父親を亡くした木村豊さんと、膵臓の開腹手術の後に妹を失った小野里和孝さんの二人が代表を引き受けた。

夕方からは、場所を市内の貸し会議室に移して、遺族会結成を伝える記者会見が開かれた。出席した遺族は、代表となった二人、それに、肝臓の開腹手術で父親を亡くした篠原由希さん（仮名）の合わせて三人。いずれも匿名ながら、由希さんだけは唯一、メディアに顔を出しての会見となった。

小野里さんは前年九月、遺族のなかで最初に記者会見に出る決意をした人である。遺族会結成にあたり、小野里さんは思いを語った。

「自分の苦しみは、なかなか普段話す機会がない。共感してもらえる相手がいない。だから、この会は僕にとってありがたい会。心が救われます。真相究明、再発防止に向けて、僕たちも努力して、良い結果に導けるようにしたいです」

小野里さんの妹で、群馬大学病院の看護師だった小野里美早さんが亡くなったのは、二〇〇八年三月。この前月、第二外科の早瀬稔（仮名）の執刀で、膵頭十二指腸切除という難易度の高い開腹手術を受けていた。膵臓はおたまじゃくしのような形をしており、頭部と尾部に分けられる。美早さんの場合、膵臓の頭部にできた塊ががんかどうか確定できないまま手術に踏み切ったが、腫瘍は取りきれなかった。結局、手術から二週間後、詳しい病理診断の結果が出て、がんだったことがわかった。前述したように、二〇〇七年度に第二外科で行われた肝胆膵外科の手術では、術後に五人が亡くなっており、美早さんが五人目の死亡者だった。このとき、学内で第二外科の手術を問題視する声が上がったが、なぜかいつの間にか立ち消えになったといわれている。一連の手術死には、その時点で適切な対応がなされていれば改善に向けて大きな契機となりえた例がいくつかあり、この例もその一つだ。

一連の問題は、肝臓の腹腔鏡手術を受けた患者八人の死亡発覚から始まった。しばらく後には、肝臓の開腹手術でも、二〇〇九年度以降の五年ほどで一〇人が死亡していることがわかり、死亡者は計一八人に拡大した。美早さんは、このいずれにも該当しない。しかし、これらの問題が報道されて、小野里さんは、ずっと抱えてきた疑念が抑えられなくなった。問題が社会的に明らかになって半年後の二〇一五年四月初旬、長年の疑問に対する答えを求めて、美早さんの親友であり、看護師でもある女性とともに群馬大学病院に出向いた。応対したのは、医療の質・安全管理部長の永井弥生。それに、第二外科で早瀬より一年後輩であり、美早さんの手術記事にも、助手の一人として名を連ねている消化器外科医が同席した。

美早さんの親友は、あらかじめ七つの疑問点をメモに書き留めていた。

疑問

①手術を続行した事により死期を早め、残された時間を有効に使うことができなかったのではないか。

②術前から良性・悪性の判別はできなかった上、とても難しい手術になる事は容

易に予想できたのに、なぜ最悪のケース（悪性だった、手術が1度で終わらない、合併症や膵炎そのものによる死亡など）について詳しく説明がなかったのか。↓本人も家族も1ヵ月位で退院できると思った。
③2月22日の最終病理結果の正式な詳しい説明がなされていない。
④病理解剖の話がなかった。
⑤死亡退院の際に主治医がいなかった。↓平日昼間であり、有り得ない。通常、主治医はお見送りをする。ましてや患者は群大NS（ナース）である。全く誠意が感じられない。
⑥ICUから病棟に上がって一週間で亡くなる事は普通ではない。看取るために上がったのでは？　2月22日でかなり進行した膵癌とわかっていた。10月〜症状があったことから考えても、この時の全身状態から考えても状態が安定したから転棟という説明はおかしい。↓（本人、家族は）よくなったと勘違いしてしまう。結局急変し亡くなっても「なぜ」という疑問が残ったまま。
⑦開腹しただけでもひどい状況はわかったはず。最低限の処置だけで閉腹できなかったのか？　（2月22日の病理より、ope（手術）の時点で転移、浸潤はあった。胃、十二指腸、腹膜播種《はしゅ》の記載アリ）。
当時の主治医の対応、言動、説明不足により、手のほどこしようのない病状で

あったとしても患者の状態や治療内容、起こりうる症状について、ほとんど理解できないまま亡くなってしまった。本人含め家族の精神的苦痛ははかりしれない。

本当に行った手術そのものは適切だったのか。悪性ではないという仮定で手術したのに、結局は悪性だった。これは判断ミスではないのか。当時の関係者に対し、以上の疑問点の再度の説明と受けた苦痛に対する謝罪をいただきたい。

親友も医療関係者であるだけに、鋭い指摘だった。しかし、病院側は、「この若さで膵がんというのはまず考えられないので、がんではないと考えるのが普通。説明不足はあったかもしれないが、医学的には問題ない」といった説明をした。

「今、調査対象になっている方のほかにも、うちの妹のような患者がいるのではないですか。その方たちのためにも、一日も早く調査をしていただきたい」

小野里さんは、美早さん以外の埋もれた患者たちも含めて、調査をしてほしいと病院側に訴えたという。

そもそも早瀬が、第二外科で担当していたのは肝切除だけでなく肝胆膵外科全般の手術であり、早瀬が手術を担当した時期は、彼が関連病院から群馬大学病院に戻った二〇〇七年度からだ。しかし、このときは、調査の対象がさらに拡大するのかどうかはっきりしないまま、二人は納得いかない思いと落胆を抱えつつ病院を後にした。

――闘病

小野里さんの二つ下の妹、美早さんは、県外の国立大学で看護学を学んで資格を取った後、故郷の前橋市に戻り、看護師として群馬大学病院に就職した。穏やかな性格の心優しい女性で、仕事も真面目で一生懸命。いつも周囲の人たちへ細やかな心遣いを忘れなかった。

「妹は自分のことより他人を思いやる子でした。だから、まだ明らかになっていない患者さんのお力にもなれるよう、発言したいと思ったんです」

小野里さんは、思いやり深かった美早さんならそれを望むだろうと、積極的にメディアの取材にも応じる覚悟だった。

美早さんは二〇〇七年一〇月頃から、「おなかが痛い」と訴えるようになった。しっかり者の頑張り屋だけに、それでも通常通り仕事を続けていたが、次第に痛みで夜も眠れないほどになっていた。一二月下旬、急性膵炎が疑われるとして、群馬大学病院に緊急入院している。

病院で迎えた二〇〇八年の正月、美早さんは二日から、一番好きな色だという空色の表紙の真新しい日記帳に、日々の出来事や心情を綴《つづ》り始めた。約四〇ページにわたり、行の端までいっぱいにきれいな手書きの文字で埋められている。年頃の若い女性らしく、思いを寄せる男性への気持ちを切々と語る文章がページを占める一方で、患者でありながら、この病院に勤める看護師でもある立場から見たことと感じたことも、何度となく登場する。

「今いろんなことが制限されてる。その中で、北9（北病棟9階）の先輩たちの働きぶりを見ることができたり、患者さんの気持ちに近づけているような……そう考えると、私は本当に貴重な経験をしてる」（一月二日）

「痛みって本当につらいものなんだって、膵炎になって身にしみてる。患者さんたちもきっと、毎日こんな状況、あるいはそれ以上の痛みに耐えながら入院生活を送ってるんだ……そう思うと痛みのコントロールって本当に大切なんだって改めて実感させられる。日々、勉強させられます」（一月四日）

「普段、患者さんに『今日は〇〇の検査ｏｒ治療があります』なんて軽く言ってるけど、いざ自分が患者さんの立場になるとすごく緊張するし、不安になる。元気になったら、今のこの経験を生かして、もっと患者さんの気持ちに寄り添って関わろう。それが私の目標。本当に貴重な経験をしてるんだ私」（一月一〇日）

「これからが一番大変だろうけど、気合いで乗り越えてみせるぞ！　ここを乗り越えたらきっと、患者さんの気持ちに寄り添える看護師になれるだろうし」（一月二三日）

見舞いに訪れる家族や友人、職場の同僚たちへの感謝の言葉も繰り返し書かれていた。

「温かいスタッフに囲まれて仕事をしていること、今こうして患者としてお世話になっていること、本当に恵まれてる。皆に感謝」（一月七日）

「私、ほんと幸せものだなぁ。いろんなひとに支えられてるんだって改めて実感」（一月九日）

「皆、ありがとう。私には心安らげる場所がたくさんある。本当に周りのひとに支えられてる」(一月一四日)

日記には、美早さんの手術で執刀医となる早瀬の名前も三回出てくる。同僚の看護師や他の医師とは個人的な会話もあり、その内容やその時の心の動きが記されているが、早瀬については、いずれも治療に関する事実関係のみの内容で、雑談した形跡もなく、早瀬の表情や言葉に対する感想も全く書かれていないのがかえって目をひく。そこからは、多くの遺族が記憶する淡々とした早瀬の様子がうかがえるようだった。

「消灯前、2外の早瀬先生が来てくれた。でも想像以上にオペは大変そうだし、まだ悪性の可能性も否定できないって……できるだけ臓器温存の方向だけど、実際に開いてみないとまだ何とも言えない状況みたい」(一月二一日)

「今日も早瀬先生が来て、手術は来週か再来週あたりだって。今週中にまたCT(コンピュータ断層撮影)をとって、その結果次第みたい」(一月二八日)

「早瀬先生が来て、今日～エレンタールとGFO(ともに経腸栄養剤)を術後の

腸のことを考えて、飲めたら飲んでって」（一月三一日）

検査をしてもなかなか病気の原因がはっきりせず、治療方針が手術へと向かうなかで、不安にかられていた心の動きも書き留められていた。

「やっぱり膵管の変形が強くて、今後のことを考えると、オペは避けられないでしょうって。今日、組織をとったから、それが良性か悪性かによっても方針が決まってくるみたい」（二月一五日）

「この間のＥＲＣＰ（造影剤を注入して胆管や膵管を撮影する検査）での組織は悪性ではなく変形によるものだってことだけど、まだ悪性の可能性も否定できないって……。来週、ＧＩＦ（上部消化管内視鏡検査）とＣＦ（大腸内視鏡検査）して外科にコンサルト。

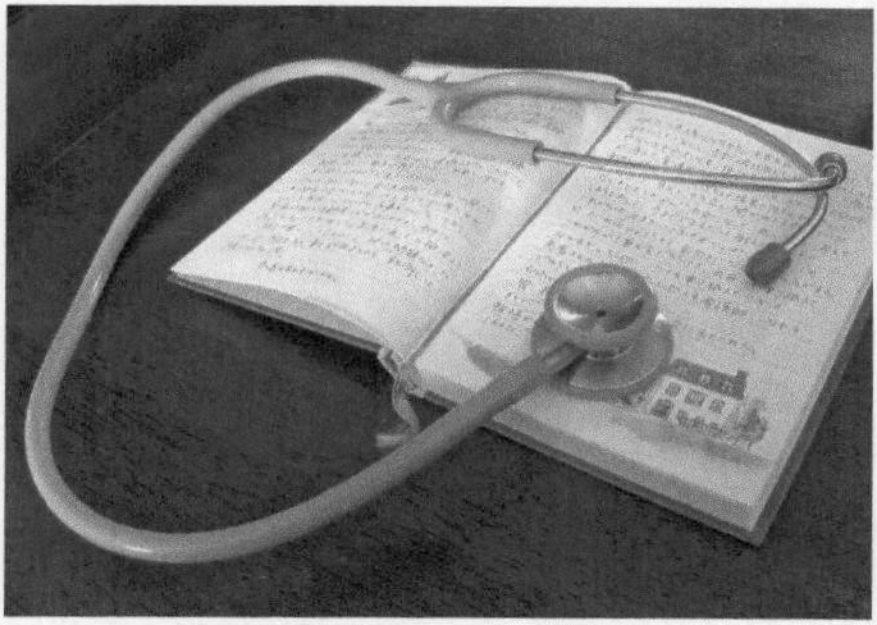

美早さんのつけていた日記と、生前愛用していた聴診器

もう嫌だ……。こんな苦しいなら逃げ出したい。苦しすぎる……。早く解放されたい。夜が嫌い。痛くて、眠れなくて、毎日考えて……。経腸栄養ももう二度としたくない。誰か助けて……涙が止まらない」（一月一八日）

「手術が無事に終われば、こんな苦痛も不安も不眠も全部解消されるのかな。早くその日が来てほしい」（一月二〇日）

日記は、手術日だった二月七日の二日前、二月五日の記述が最後になっていた。

「やっぱりけっこう大がかりなｏｐｅになりそうってちょっと動揺してしまった。臓器をたくさん取ることになったとしても、ｏｐｅが無事に終わって、これから何の心配もなく日常生活が送れること、それが何よりの望み。まさかｏｐｅになるなんて思ってなかったけど、やっぱり今でも怖いけど、どうか元気になりますように。また心から笑える日が来ますように。温かい春を迎えられますように」（二月五日）

――不信

美早さんが手術を受け、容体の悪いまま亡くなるまでの四〇日ほど、小野里さんは毎日のように病院を訪ねて見舞い、最期の日々は看病のために仕事を辞め、母と病院に泊まり込んで付き添った。手術の方針となった経緯について、小野里さんは以下のように記憶していた。

「膵臓にできたものが良性だったとしても、今後このまま普通に生活していくと支障が生じるので手術しましょう、という話でした。それから、妹は直接言われたみたいなんですけど、当時から早瀬医師は、腹腔鏡をやりたがっていたようですね。妹にも打診があったと聞きました」

二〇〇八年当時から、開腹でも最難関といわれる膵頭十二指腸切除を腹腔鏡手術で行うことも考えていたとは、事実だとすれば驚きだ。腹腔鏡を使った膵頭十二指腸切除は二〇一六年に保険適用されたが、特に高難度の術式だけに、腹腔鏡手術を標準診療とすることに対しては、強い懸念を示す肝胆膵外科医が少なくない。美早さんの場合は結局、開腹手術ということで落ち着いた。

ＰＥＴ（陽電子放射断層撮影）の画像からはがんのようにも見えたが、ＥＲＣＰによる組織細胞診断でも確定はできず、膵臓の頭部にできた塊の正体は、はっきりしなかった。診察した内科医は「画像を見る限りでは明らかにがん。でも、若いからありえない」と言ったという。膵臓にできた塊は良性の可能性があるが、痛みで生活に支障が出ているので、手術で切除することを提案された。医師の説明により、本人も家族も、「元気になるには手術以外に方法はない」という認識を持った。

手術について説明する早瀬の話しぶりは、小野里さんの目には「自信満々」に映ったという。

「私は一五年のキャリアがありますし、縫合不全はまずないです、手術には教授も付きますから大丈夫です、と言われました。相当、自信があるんだなという印象で、僕にとって、彼の自信たっぷりに見える態度はあまりよい印象ではありませんでした。何かあったら覚えてろよ、という気持ちになったのを記憶しています」

手術当日の二月七日朝、手術室に向かう美早さんは、不安と恐怖心から涙を流していた。予定された所要時間は六時間。小野里さんは、頼まれていた買い物を済ませたり、病室の私物を整理したりして母とともに待ったが、終了予定時刻を過ぎても、一向に連絡はなかった。手術がようやく終わって美早さんがＩＣＵに入ったとき、時計の針は午後一〇時半を回っていた。

手術は当初、早瀬と松岡、それに早瀬の後輩医師という体制で始まった。しかし、術後に早瀬自身が書いた手術記事には、別の医師の名前がある。早瀬より三年先輩で、当時、第二外科で外科医としての技術では上位にあった医師のほか、肝胆膵外科専門ではないが消化管手術の経験を積んでいた一年下の医師だ。この医師が、二〇一五年四月の説明の場に同席した人物である。早瀬の手術は難航し、出血が止まらない異常事態になって、彼らは急遽《きゅうきょ》、呼び出され、応援に入ったのだった。

手術直後の衝撃を、小野里さんはよく覚えている。

「手術の直後、出血多量で腸が壊死しかけていると言われたんですよ。腸が壊死してしまったら体が機能しないので、もって二、三日だと急に言われて。それまでは、亡くなる可能性があるとも、危ないとも、悪い話は何も聞いていなかったのに、突然そんなことを言われて、僕は夜中の病院で、声を立てて泣きました」

それから約一ヵ月間、美早さんはＩＣＵで生死の境をさまよった。人工呼吸器を付けるため気管切開したので話すこともできず、肝機能が低下し、強い黄疸で肌は土色。素人目にも明らかにひどく深刻な病状に見えた。

「術後の早瀬医師は、何となくおどおどしていて、説明を求めると逃げるようなところがあったんです。まるで忙しいふりをしているように感じました。本当に忙しかったのかもしれませんが、ほとんど説明はありませんでした。二月二二日に病理診断の最終的な結果が出て、結局、がんだろうとは聞きましたが、詳しい説明はされていません」

亡くなる一週間前、美早さんはICUから一般病棟に移された。家族には病状が改善しているようにはとても見えなくて、不可解なことに思われた。同じ頃、小野里さんは早瀬に直接、尋ねたという。

「(死を)覚悟しなければいけない状況でしょうか」

早瀬からは、意外な言葉が返ってきた。

「そんなことはありません。回復傾向にあるので、大丈夫です」

実際は死期の近い患者をICUから一般病棟に移したのは、いったいなぜだったのだろうか。上田委員会の調査報告書に、ヒントになりそうなことが書かれている。群馬大学病院は、高難度の手術を行った件数に比べて、ICUの病床数が少なく、必要な患者を適切に収容する余裕がなかった、というのだ。特に二〇一〇年度までは、ICUの病床は、わずか六〜七床だったといい、手厚い術後管理が必要な患者を収容しきれなかった可能性がある。

美早さんが亡くなったのは、三月一九日のことだった。この日も、不可解なことが起きている。死亡確認された時刻は午後三時四五分。平日の昼間だった。しかし、早瀬は小野里さんたち家族にこう告げたという。

「私、急な出張を命ぜられ、お見送りできません」

普通なら、受け持ちの患者が亡くなれば、遺体の退院を見送るものだ。逃げるようにその場を立ち去ったのは、本当に出張のためだったのだろうか。周囲の看護師たちも、「この時間から出張なんて普通ありえない」といぶかしがった。この日は水曜日。第二外科の手術日は火曜と木曜なので、水曜は午前中に外来診療を行い、午後から他の病院でアルバイトということもありうる。上田委員会の調査報告書が、早瀬からのヒアリングをもとに示した週間スケジュールでは、水曜日はまさにそのようになっている。美早さんが亡くなった当時も同じだったかどうかは定かでないが、あるいはアルバイトの予定でも入っていたのかもしれない。

「まれな症例」だと繰り返し言われていたのに、病理解剖の申し出もなかった。

「妹は看護師だったので、医療に貢献したいという思いが強かった。だから、僕たち家族は、病理解剖のお話があれば、これからの医療に役立てていただくために、受けるつもりでした。妹の病気は、珍しい、珍しいと言われたわりに、なぜ病理解剖をしたいと依頼がないのか不思議でした。今思えば、早く遺体を燃やして証拠隠滅したかったのかな、という気がしてしまいます」

上司である教授の松岡にも、家族にとって理解しがたい言動があった。愛娘の死を嘆き悲しむ母を前にして、このようなことを言ったのだという。

「お母さん、実は何年か前にも、群大の看護師さんで、胃がんで亡くなった方がいたんですよ」

母がこの言葉に傷つき、後々まで語り続けたのを、小野里さんはよく覚えている。

「教授の言葉は、だからあきらめてください、というふうにしか聞こえなかったと、母は言っていました。慰めにもならないことを言われて悔しかったと、ずっと思い出して話していました」

葬儀には、美早さんの上司や同僚の看護師たち、親しかった医師ら、群馬大学病院の関係者が数多く弔問に訪れた。ただ、手術を執刀した早瀬と診療科の責任者である松岡の姿はなかった。

「妹の葬儀に一番来てほしかったのは、松岡教授、早瀬医師の二人でしたが、来ませんでしたね。葬儀に来てくれていたら、ここまで疑念を持たなかったかもしれません。仕方がなかったのかな、とあきらめたかもしれない。彼らには何か後ろめたいことがあるから来られなかったんじゃないのかと、かえって疑念を深めました」

——悔恨

二五歳の若さで美早さんを亡くし、小野里さんと両親が残された家庭に笑顔は消えた。

「母は三年くらい、ずっと毎日、妹のことを思い出して泣いていました。父は酒量が増え、あまり話さなくなった。家族で心から笑うことなんて、なくなりましたね」

美早さんが亡くなって間もなく、二〇〇八年に母が書いたと思われる手紙の下書きが、自宅に残されていた。

この春、私は最愛の娘を病で亡くしました。若《も》しかしたら、恩を仇《あだ》で返す行為かも知れないと思いつつ、我身の無知を大変恥じております。暮の入院以来、検査、痛みとの闘い、受付の対応、医師とのムンテラ（注・診療に関する説明）、迅速な判断と施術が必要と思えるのにどうして後手後手になるのか。手術中の迅速診断後、15時間に及ぶ大手術。トイレに行く事も躊躇する家族の思いとは裏腹に連絡無し。術後全て良い方向の話だけで取った臓器を見せて貰う事もなく、他の家族にはあった術後の写真もなく、2週間後、進行性の膵臓癌らしいと言われても納得出来ませんでした。無知を良い事に全て蔑《ないがしろ》にされた思いです。手術後1ヶ月余りのICUでの治療、亡くなる1週間前の転棟。瀕死の状態の患者がいる病室での作業中、笑い声を聞いた家族の怒り心頭に発する思い。娘の勤務先でもあり、治るという思いがあればこそ、幾度となく言葉を飲み込んだ事か。死亡時の診断書と3週間後の診断書の違い。こんな事あるものなのでしょうか。真実が知りたい。最先端の医療を施術する大学病院の対応に遣《や》り切れない思いと何故、一呼吸置いて返答しなかったのか、娘の為に選択肢は無かったのかと辛く、悲しく、悔しく地団駄を踏む思いです。高度な機器を作るのも人、使うのも人、そこに真摯な姿勢と崇高な思いが無ければ「医は仁術」も無に等しくなってしまう事を忘れないで頂きたい。医師の一言で救われる人、絶望の淵に落とされる人、言葉にはそれだけの重みがあると思います。素晴らしい同僚に恵まれ、娘は幸せだったと思える反面、3ヶ月後重症患者も転院させる現代の医療、後期高齢者医療制度、弱者切り捨ての世の中、このモヤモヤした遣り切れない思いを胸に抱えたまま、何処か間違っていると思うのは私だけでしょうか。

しかるべきところに、この理不尽な体験について投書できないか。母は何度となく、意見書のような手紙を書いており、折に触れ記した同様の手紙が、何通もあるという。「私は文章が下手だから」と、いくつも下書きしていた。「言ってくれれば、僕がパソコンで書いてあげるから」と、小野里さんも声をかけていたが、実際に投函されたものは一つもないまま終わった。

納得いかない医療への不信感、美早さんを奪われた悲しみと恨みの気持ち、「家族として何もしてやれなかった」という自責の念が、両親と小野里さんの心を支配していた。特に母は、何を見ても娘を思い出し、日々涙に暮れていた。

手術の話が持ち上がったとき、入院当初から診察を受けていた内科医から、紹介先の外科は、群馬大学病院を選ぶか、他の病院にするか、尋ねられたことがあった。言葉に詰まった美早さんに、「あなたが決めなさい」と返答を促したことを、母は後々まで後悔し、自分を責めていた。美早さんが答えに窮したのは、その一年半ほど前の二〇〇六年夏に公表された生体肝移植の医療事故を知っていたからだった。「群大で手術して大丈夫かな」という不安があったようだ。しかし、母に返答を促され、その場で「群大でお願いします」と言ったのだった。

「妹は気を遣うタイプなので、自分が職員としてお世話になっている群大で手術を受けるのはいやだとは言いにくかったんじゃないかと思います。でも、深刻な医療事故があったから、こわいという思いも持っていた。だから即答するのを躊躇したんだと思います。母は、『あのとき、家族が助け舟を出して、考えさせてくださいと言っていれば……』と何度も言って後悔していました」

美早さんが、群馬大学病院のなかでも第二外科で手術することになったのは、第一外科のセクハラ問題が影響していたとみられる。第一外科では、これにより二〇〇七年八月末、肝胆膵外科の手術を中心的に担っていた中堅医師二人が退職している。二〇〇八年初頭といえば、第一外科ではこの分野の体制が手薄になり、難しい患者を引き受ける余裕がなくなっていた頃である。また、このときすでに、「第一外科は手術に慎重だが、第二外科は積極的に手術を引き受けてくれる」という認識が、院内の関係者に広がっていたことも影響していただろう。ただ、美早さんが職場で親しかったという別の内科医は「自分なら、二外で手術は受けない」と話していたという。二外で死亡が続いていたこともまた、関係者の間では、このときから噂になっていたためだろうか。

美早さんの死から三年後、今度は父が、進行した肺がんであるとわかった。父は、最愛の娘を亡くした群馬大学病院に足を踏み入れることさえつらく、あえて別の病院を選んだ。医師からは、がんがかなり進行していることや、余命半年という見立ても聞いた。

「説明はしっかり、そしてはっきりしていて、妹のときの群大での説明とは全然違っていました。その先生も医学の専門用語はたくさん使っていたけど、それでもわかりやすい内容でした。こんなに違うものかと驚いたくらいです」

父は、宣告された余命とほぼ同じ期間生き、そして亡くなった。

「母と二人で話したのは、お父さんには悪いけど、美早のときほどつらくないねということ。美早のように若くして亡くなるのと違って、父の場合は年齢的な順番通りのお迎えだったということもありますが、医師からきちんと説明を受けていたから、心の準備ができたのだと思います」

それから二年が過ぎた二〇一三年、父に続いて母も、進行した胃がんであるとわかった。病院はまた別のところを選んだが、説明がしっかりしていたのは父のときと同じだった。わずか五年余の間に、三人の家族をすべて失った小野里さんの悲しみと衝撃は計り知れないが、次々に三人を看取ったからこそ、重要なことに気づくことができたとも言える。

「両親が余命宣告を受けた後というのは、僕にとって、それまでの人生で、親と真剣に向き合えた唯一の期間だった。充実した時間だった。一番、親子を感じられた時間だった。お互いに素直になれた。その点が、妹のときとはまったく違っていました」

三人を看取った体験から、はっきりわかったのは、「妹の受けた医療が、いかにおかしかったか」ということだった。小野里さんは、それを確信した。

――決意

二〇一六年になって、小野里さんはようやく、美早さんの受けた手術や術前術後の診療が、学会の専門家が見ても問題の多いものだったことを知った。

上田委員会が医学的評価を委託した日本外科学会による検証で、美早さんの例は「通常は切除不能と思われる」と判断されたのだ。難し過ぎる手術に不十分な準備で臨み、当然のように、手術は最悪の結果になったということになる。家族も本人も、悪い情報はほとんど聞かされず、「手術をすれば元気になる」と思い込まされていた。ひとえに、事前の説明がきわめて乏しい内容だったことによる誤解だった。

「手術が無理なら、そう説明してほしかった。適切な説明があれば、家族でどうすべきか考えたり、貴重な時間を大切に、好きなことをして過ごしたりすることができたのに」

入院中、沈みがちな美早さんの気持ちを元気づけようと、小野里さんはディズニーランドに遊びに行こうと誘ったことがある。美早さんは大のディズニーファン。なかでもドナルドダックが大好きで、ディズニーランドを何度も訪れていた。かつての恋人との、思い出の場所でもあるらしかった。

「退院したら、兄ちゃんでよければディズニーランドに連れて行ってやるよ」

「ほんと？　約束だよ」

美早さんは思った以上に喜び、それを心待ちにしているようだった。このことを思い出すと、小野里さんの目には涙があふれそうになる。

「本当の病状を正しく知らされていたら、家族としてもっと違う選択をしてあげられたのではないかと思います。手術をしていなければ、少なくともこの約束ぐらいは果たすことができたでしょう。こんな小さな希望まで奪われたようで、僕は、怒りをどこにぶつけてよいかわからない」

美早さんの四十九日が過ぎた頃、小野里さんは一人、ディズニーランドに向かった。かばんには美早さんの写真をしのばせていた。

入院する二週間ほど前、中学時代の同級生の結婚式に列席した美早さんが、花嫁のブーケを手に、笑ってピースサインを送っているスナップだった。花嫁が式の間持っていた花束を、独身女性に向かって投げるブーケトス。それを受け取った女性は、近く結婚して幸せになれると言い伝えられる。美早さんの友人である花嫁が、独身の女友達に向かって投げたブーケは、美早さんの手元に収まった。「次は私？」と無邪気に喜んでいたという美早さん。明るく若さがはじけんばかりの笑顔には、見る人を引きつけるものがある。兄から見ても、なかなか魅力的に写ったその写真は、一番のお気に入りだった。

写真を携えてディズニーランドのゲートまで来ると、小野里さんはこらえきれずに号泣した。本当は、一緒に連れてくるはずだった。これくらいのささやかな願いもかなえられなかった。家族として、美早のために何もしてやれなかった……。この思いは、後々ずっと家族三人を苦しめ続けた。

小野里さんが遺族会代表を務めると決心したのも、「妹に何もしてやれなかった」という思いがあるからだった。そして、遺族会の活動を通して、医療の改善を後押しする役割を果たしたい、という決意があった。看護師として歩み始めたばかりで亡くなり、将来の道を絶たれた妹に代わって、「医療をよくしたい」という一心だった。

美早さんが亡くなった前後から、家族みんなが強い不信感と疑念を抱えていながら、本人の職場であり、「お世話になった」という感謝の気持ちや恩義も感じている群馬大学病院に対し、声高に厳しく非難することができないでいた。父も母も、自分が病気になったとき、受診先に選ばなかったということが、唯一のささやかな抗議だった。しかし、早瀬も松岡も、病院側はそんなことを知る由もない。両親が群馬大学病院を避けて他の病院を選んだところで、彼らにとっては、痛くもかゆくもないことだったろう。

両親が亡くなり、二〇一四年一一月から一二月にかけ、早瀬が手がけた手術による腹腔鏡八人、開腹一〇人の死亡者のことが報道されて、ようやく群馬大学病院と真剣に向き合う決心がついた。二〇一五年四月、妹の死後、初めて病院に出向いて受けた説明では、「やむを得なかった」という答えを受け取って帰るしかなかった。しかし、あきらめずに、遺族として記者会見に出たり、新聞やテレビで訴えたりと声を挙げ続けたことで、日本外科学会の検証対象にもなり、その結果、家族が思っていた通り、診療に大きな問題があることが、専門家によって裏付けられたのだ。

「あのとき、群大病院の説明をそのまま受け入れていたら、何の進展もなかったかもしれない。あきらめないで発言し続けることが、真相の究明や医療をよくすることにつながるんじゃないかと思います」

父の真実——疑念

遺族会のメンバーは当初、二人の代表をはじめ全員が匿名で活動していた。そのため基本的には、記者会見をしたとしても顔は表に出さないことを条件に取材に応じるのだが、一人だけ、実名は明かしていないものの、当初からメディアに顔を出して訴えてきた遺族がいる。二〇〇九年に肝臓の開腹手術を受けて亡くなった星野正理さん（仮名）の娘、篠原由希さん（仮名）だ。

二〇〇九年度は、この一年間だけで早瀬の手術を受けた患者八人が次々に死亡していたことがわかっている。上田委員会の調査報告書でも、この年度は、肝切除で五例、膵臓などの手術でも三例の死亡が重なった時期であり、この時点で「死亡症例検討会を開催していれば、適切な対応をとることもできた」と指摘している。重ねて「関係者らは手術成績が水準を外れていると認識し、少なくとも、死亡事例の経過を詳細に検討して、体制を振り返る必要があった」と断じた。

由希さんの父、正理さんは、二〇〇九年度の最初の死亡者だった。由希さんは二〇一五年一二月、上田委員会のヒアリングの後、遺族と弁護団が開いた記者会見に初めて出席し、遺族で一人だけメディアに顔を出すことを承諾した。

「顔を出したほうが、見る人に、より共感を持っていただけるのではないかと思いました。この問題を風化させてほしくない。忘れないでほしいんです」

由希さんは、決意した動機をそう語った。初めて記者会見に臨んだ由希さんは、正理さんが手術を決めた経緯を振り返りながら、率直な心情を語っている。

「手術をする前提の説明しかされていなかったなと感じています。母と本人には、内科の先生が、『手術すれば一〇年生きられる』と言ったそうです。だから手術しか考えていなくて、私たちには選択の余地がなかった。私たちは、よくなると思ったから選んだわけで、こんなことになるとは思っていなかった。本当に後悔しか残っていません」

父、正理さんの診療について、由希さんはずっと腑に落ちない思いを抱えていた。

肝動脈塞栓術という、がん細胞に栄養を送る血管を塞ぐ治療をして、まだ間もないうちに肝切除手術をしてよかったのか。正理さんには重症筋無力症という持病があったが、薬の使い方に問題はなかったのか——。

肝硬変だった父は、通院先の別の病院で、「肝臓がんが疑われる」として群馬大学病院の肝臓代謝内科に紹介された。まずは肝動脈塞栓術を受けて様子を見るはずだったが、その治療からわずか二週間後、手術を勧められた。

「手術してもらうことにしたよ」

この頃、病院を見舞った由希さんは、両親から意外な言葉を聞き、驚いた。

「ついこの間、肝動脈塞栓術を受けたばかりなのに、いくら何でも早すぎるんじゃない？　こんなに早く手術なんか受けて、お父さんの体は大丈夫なの？」

すでに両親は手術を受けると決め、同意してしまったようだった。診察した内科医から、「手術すれば一〇年生きられる」と言われたことが決め手になったらしい。それでも、由希さんは不安でならなかった。素人から見ても、わずか二週間前に負担の大きい治療を受けたばかりで、経過は順調だと聞いていたのに、こんなに早く、手術というさらに大がかりな治療に踏み切るのは危険なことに思われ、正理さんの体が心配でならなかった。

薬については、こんな出来事があった。

正理さんは、重症筋無力症の治療のために日頃から免疫抑制剤を使っていたが、手術前後もそれを飲み続けていた。母が他の病院の医師に相談したところ、このことを不適切だと言われ、慌てて中止したのだ。また、術後に下痢が続き、偽膜性腸炎と診断されて抗生物質を投与された翌日、正理さんは呼吸不全になり、ＩＣＵに入室して人工呼吸器を付けられた。このとき気管切開したので、家族と直接会話することもできなくなった。

「薬は、ちゃんと管理してくれているんだろうか」

そう疑わざるを得なかった。

術後、苦しむ正理さんの様子を見守り続けた由希さんと母は、重症筋無力症が悪化しているのではないかと不安を募らせた。それでも病院の対応には一向に改善が見られない。以前からかかっていた神経内科医の診察を受けさせてもらいたいことや、いっそ転院したいと思っていることを繰り返し訴えたが、まったく聞き入れられなかった。

ICUに入って間もない頃、早瀬の姿が見えたので「お父さん、先生が来てくれたよ」と声をかけると、顔をしかめて首を横に振った正理さん。「こんな目に遭わせたこと、父は怒っていたんじゃないかと思います」。由希さんはそう推し量る。結局、正理さんはMRSA(メチシリン耐性黄色ブドウ球菌)に感染して敗血症を起こし、呼吸不全と肝不全も併発した末、術後六〇日目に亡くなった。

疑問を抱え続けてきた由希さんは、初めて出席した二〇一五年一二月の記者会見で、こう言い添えた。

「執刀医の先生には必ず出てきていただいて、何が起きたのか説明を聞きたいです。

群大病院の組織の問題もあると思うので、そういうところも、きちんとしていただきたいと思います」

――訴え

正理さんの四十九日の法要を済ませた後、由希さんは、手術を執刀した早瀬と、重症筋無力症の治療で主治医だった神経内科医にあてて手紙を書いている。かねて抱き続けていた疑問をぶつけるためだった。便箋二枚に達筆な楷書で書かれた手紙の下書きが由希さんの手元に残っている。

後になって振り返ると、まさに当を得た内容だった。

拝啓

晩夏の候、時下益々ご清祥のこととご拝察申し上げます。

●月●日、群馬大学医学部附属病院に於いて永眠となりました、故星野正理の娘で篠原由希と申します。父の手術、また入院の際はたいへんお世話になりました。突然お手紙を差し上げたいへん失礼かと存じますが、今の気持ちをどうしても先生方にお伝えしたく、ペンを執りました。

先月、故星野正理の四十九日の法要を終えました。私達家族も無事に天国へ送り出してあげられたのではないかと一安心しております。大分、気持ちも落ち着いてはきましたが、父がこの世に居ない事が今でも信じられなくて、また悔しい気持ちでいっぱいです。父が何故こんなことになったのか……。私達素人には、医療のことは知識もなく、もちろん父の体の事は全くわかりませんが、父のあの状態で手術をしたのは間違いだった、とずっと思ってきました。手術をすることを決断したのは父であり、家族ですから仕方がありませんが、父の病気（重症筋無力症）のこと、そしてその病気により、薬を服用したもので起こった様々な体の異常について、先生方は理解していただいていたのでしょうか。筋無力症を抱え、体の弱っていた父にすぐに手術が必要だったのでしょうか……免疫抑制剤を投与しなければ、術後の他の臓器への影響はなかったのではないでしょうか……。父が亡くなってしまったから、いろいろ思い出し、このような事を言ってしまい、申し訳ありませんが、最後まで目を通していただければと思います。

●先生にお尋ね致します。父は風邪を引くと高熱が続き、しばらく治らなかったり、半年前もお尻辺りに「おでき」ができ、それも治りが悪く入院しておりました。それはご存知のはずです。なぜ手術をすすめたのでしょうか。父は●先生をとても信頼していたから頑張って手術を受ける気になったのです。早瀬先生も「この例は今までにない」とおっしゃっていましたが、普通のガンの手術ではないことを把握していなかったのは、先生方は浅はかであったのではと思ってしまいます。たとえ父が、手術をせず残りわずかな命であっても、家に帰らせてあげたかったですし、また違った形で天国へ送り出してあげられたと思っています。本当に悔しくてたまりません。

勝手なことばかり申し上げたいへん失礼いたしました。もし医療的に間違いがあれば申し訳ありません。しかし、私の目と頭と心にはそう感じました。あくまで私の意見ですので、父の様な症状になった患者もいたこと、そしてこのような思いの家族がいたことを頭の片隅において頂ければと思います。早瀬先生、父の事を最後まで一生懸命に診ていただき、ありがとうございました。これからも一人でも多くの命を救うため、頑張ってください。

今年は冷夏といってもまだまだ暑い日が続きます。どうぞお体の方、ご自愛ください。

敬具

二週間ほどして、神経内科医からは返事の手紙が来た。手術の可否について、外科医、患者本人と家族から自分に相談はなかったこと、最悪の結果になり残念に思っていることなどが書かれていた。早瀬からは、とうとう返信は来ず終《じま》いだった。由希さんは、神経内科医の手紙の内容で納得できたわけではなかったが、元より返事など期待しておらず、「せめて家族の気持ちを知ってほしい」という一心だったから、返信が届いたことにむしろ驚いたくらいだ。特に早瀬からの返事は、「絶対来ないだろうな」と、心のどこかで確信があった。

「群大のような大病院に一患者の家族が意見するなんて気が引ける。そんなことは考えられないことだと思っていました。だから、手紙に思いを託すのが、私にできる精一杯のことだったのです。この後、改めて説明を受ける機会が設けられるということも、ありませんでした」

そもそも、重症筋無力症を患い、長く通院していた正理さんは、群馬大学病院を信じ切っていた。

「人材も設備も充実していて、群大はすごい病院だ」

由希さんは、正理さんがそう口に出して言うのを聞いたこともある。主治医とは同年代で気が合ったらしく、診察の時のちょっとした会話を、とても楽しみにしていたようでもあった。家族を大事にし、仕事熱心で周囲の人たちに慕われていた正理さんは、由希さんにとって尊敬する父親だった。小さい頃は厳しくしつけられたが、ちょっと娘に甘いところもあった。「そんなに会話が多いわけではなかったけれど、いつも大きく受け止めてくれる存在」で、かけがえのない頼もしい大黒柱だった。

「退院したら畑仕事をしたいし、植木の世話もしないといけない。早く家に帰りたいよ」

しきりにそう話していた正理さんだが、術後はほとんど会話もできなくなり、最期はかわいそうで見ていられないほど苦しんだ。このときの入院から、正理さんが生きて自宅に戻ることはなかった。

両親はとても仲の良い夫婦だった。それだけに、母は伴侶を失ってから、心身ともに急速に元気をなくしていく。本来、実年齢より若々しかったのに、自身も重い持病を抱え、みるみる弱っていった。

「父は群大を信じていました。トップレベルの病院だと信じ切っていたし、これまで治療でお世話にもなっていたから、群大を選んだのに」

「裏切られた」という思いは、由希さんだけでなく、多くの遺族が共通して持っている感情に違いない。

――確信

「やっぱりそうか」

日本外科学会の検証内容を知った由希さんは、そう声をあげたい思いだった。

「最初からおかしいと思っていたんです。思った通り、父の受けた診療には、問題があったんですね」

七年以上も漠然と抱え続けてきた疑問への答えが、専門家の検証によって、ようやくはっきりと目の前に現れた。

すでに書いた通り正理さんは、二〇〇九年初頭に肝臓がんが見つかり、二ヵ月ほど後、化学療法である肝動脈塞栓術を受けた。経過は良好だと聞いていたが、この治療を受けてからわずか二週間後、第二外科で肝切除手術を受けることが決まった。それを聞いた瞬間、由希さん自身は直感的に抵抗感を覚えている。

日本外科学会の検証によると、「肝癌取扱い規約」という専門家の間の取り決めでは、肝動脈塞栓術の効果判定は通常、一〜三ヵ月様子を見てから行う。正理さんのケースについて、外科学会は、「肝動脈塞栓化学療法後わずか二週間で肝切除の治療方針とした判断は、標準的治療とは言えない」と結論づけていた。由希さんが直感した通り、手術が性急過ぎたのである。

薬の使い方にも、やはり問題があった。免疫抑制剤の中止についてはカルテの記録がなかったのか言及されていないが、重症筋無力症という難病を抱えながらがん治療に臨んでいる患者に対して、慎重さを欠いた投薬が行われたとされている。質の低い医療が、最悪の結果につながったのだ。

投薬に関して日本外科学会が特に問題にしていたのは、術後に発症した偽膜性腸炎の治療のため三日間にわたって使われたアミカシン（アミノグリコシド系抗生物質製剤）という抗生物質についてだった。この薬は、重症筋無力症の患者の場合、投与すると副作用として呼吸困難に陥るリスクがあるので「慎重投与」が求められる。薬の添付文書にも、そのことが明記されている。正理さんは、この抗生物質を三日間投与された翌日に呼吸不全に陥り、ＩＣＵに入って人工呼吸器を装着されることになった。

日本外科学会は、「アミノグリコシド系抗生物質による重症筋無力症の病状悪化の可能性が考えられた」とみている。さらに、「重症筋無力症に対する薬剤の使用方法について神経内科との協力が遅いと考えられる」とし、他の医師との連携が不十分だったことも指摘した。

手術の判断が早すぎないか、重い持病のある患者に対して適切な投薬が行われたのか、神経内科の医師にも十分な診察をしてもらうようにしてほしい……。由希さんをはじめ家族が疑問に感じ、もどかしく思っていたことの数々が、外科学会の検証で、診療上の問題として列挙されていた。

「私たちは素人で、専門的なことは何もわからなかったけど、そばで見ていてずっとおかしいと思っていたことが、専門家が見てもおかしいことだったとは……。あのとき、もっともっと強く言っていればよかった、手術を止めていればよかったと、悔やまれます」

由希さんは、改めて後悔と自責の念にかられている。同時に、杜撰な診療を放置してきた群馬大学病院の組織の問題がいかに根深かったかを、痛切に感じている。

母の弱さ――衝撃

早瀬が前橋赤十字病院から群馬大学病院に戻った二〇〇七年、悲劇が幕を開けたその年に、「不審な死」として遺族の心に深く刻みつけられていたケースがあった。この年一二月、早瀬が執刀した手術からわずか八日後、入院中に突然倒れて亡くなった富岡栄子さん（仮名）である。

二〇一四年一一月、最初の報道があったとき、「執刀医」と匿名で記事に書かれた医師について、栄子さんの息子である富岡充博さん（仮名）は直感した。

「一番初めに思いついた名前が、早瀬稔。お袋の手術をした、あの医者じゃないのか、ということでした」

充博さんがそのように感じたのは、母である栄子さんの死が、家族にとってあまりにも唐突で不審なものだったことから来ている。

栄子さんは二〇〇七年秋、買い物に出かけたときにひどい腰痛を訴え、翌日、かかりつけの医院で診察を受けた。肝臓の異常から「がんの疑いがある」として群馬大学病院に紹介された。かかりつけ医は別の病院を紹介しようとしたが、栄子さんは大学病院を希望した。親族に関係者がおり、「安心できる」と考えたためらしかった。肝門部胆管がんと診断され、一二月初旬には、肝臓の右側部分に当たる「右葉」を切除する手術を受けることになった。説明の場に同席したという充博さんは、そのときの話の内容について次のように語っている。

「簡単に言うと、開腹手術で腹を切って、悪い部位を取るという話だった。細かい説明はしなかったと思う。少なくとも自分は受けた覚えがない。『このままだと余命三ヵ月だけど、手術で取れれば大丈夫。いまなら切れる』という話だった。難しい手術とか、そういう話は一切なかった。説明の時間も、三〇分もなかったように思う」

ところが、手術は、事前の説明から予想したものとはかなり違っていた。当日、朝一番で病室から運ばれていった栄子さんと次に対面したのは、夜になってからだった。栄子さんを送り出してから一〇時間以上たっていたはずだ。その間、途中の追加説明は何もなく、父をはじめ親族と不安な気持ちで待ち続けていた充博さんは、夜になってようやく姿を見せた早瀬から説明を受けたという。

「がんが思った以上に広がっていて、全部は取り切れませんでしたと言われました。手術前、『いま切れば大丈夫』と聞いていたから、話が違うと思いました。そのことを話したら、親父は『ええっ』と言ってそれ以上言葉を続けられない状態でした。ショックが大きかったんだと思います」

しかし、そんな深刻な事態にもかかわらず、術後の栄子さんは、胆汁が漏れたり発熱したり、腹痛を訴えたりしても、これといった検査を受けることもないまま過ごしていた。その間、血液検査やCTが十分に行われた様子はなく、手術から一週間後、退院の話が出た。

「お母さんはもう大丈夫ですよ。クリスマス前には退院できるので、抗がん剤の投与について考えましょう」

病院でそんな話を聞いた充博さんはその夜、実家に寄って父を訪ね、そのことを報告した。父はニコニコしながら、「そうかい、そうかい」と頷いていたという。よほど嬉しかったのか、父は翌朝一番で病室を見舞った。その後まもなく、病室のトイレに入った栄子さんは突然倒れた。物音に気づいて扉を開けた父が見たのは、白目をむいてその場に崩れた栄子さんの姿だった。

出勤していた充博さんに連絡が入ったのは、午前一〇時頃。病院に駆けつけると、栄子さんはすでに青白い顔で冷たくなっていた。父は見たこともないほどうろたえ、何もできずに立ちつくしていた。「いつもの親父じゃなかった。あんなに動転した親の姿を見たことはなかったから、お袋のことはもちろんだけど、そのこともショックでした」。充博さんは、その光景を忘れることができない。
それからの父の憔悴《しょうすい》ぶりは、見ていられなかった。栄子さんが亡くなった同じ月、
父自身も胃潰瘍で血を吐いて倒れた。「苦労をかけた俺が悪かった。俺が殺したよう
なものだ。俺が殺した……」。そう自分を責め続け、父も三年後に他界した。
穏やかで物静かだった父とは対照的に、栄子さんは気丈で元気あふれる女性だっ
た。父が仕事で不在がちである分、栄子さんが精一杯家庭を守り、家族にさえ弱いと
ころを見せなかった。ただ、手術前にふと見せた意外な姿が、いつまでも充博さんの
脳裏を離れない。手術前に検査入院していたとき、夕方、見舞いに行った充博さん
は、病室で一人、ぼんやり夕日を眺める栄子さんの姿を見て立ちすくんだ。ベッドに
腰掛け、子どものように脚を揺らしながら、暮れてゆく空に目をやっていた様子は寂
しげで、不安げで、いつもの気の強さはどこにも感じられなかった。
「お袋、俺に気づかないで、脚をぶらぶらさせながら、夕日をぼーっと見ていたんで
すよ。それを見たときに、自分の親なんだけどかわいそうになっちゃって。俺も涙が
出ました。お袋は、会えば元気そうにして、寂しいとか不安とかいうところを見せな
いから、余計こみ上げるものがありました」
手術のために入院する前、栄子さんは愛犬の頭をなでて、「元気になって帰って来
るからね」と話しかけていたという。不安でたまらない自分に、「大丈夫」と言い聞

かせていたのだろうか。

「手術を受けさせたことが、逆にお袋の命を縮めてしまったのかもしれない。余命三ヵ月と言いながら、切れば大丈夫なんて、後で考えればちょっとおかしいですよね。でも、当時は信じた。一週間で死んでしまうなら、手術なんかしないで、三ヵ月生きたほうがよかったのに。お袋も、あんなに早く死ぬとは思っていなかったと思う。退院したら布団で寝るのは大変だからベッドを買おうかとか、家族で相談していたんですよ」

手術後わずかな期間で唐突に別れが訪れるとは、家族には予想外の衝撃だった。栄子さん本人にとってもそうだったろう。ただ、本人は衝撃を感じる間さえ与えられず、突然、人生の幕を下ろされた。

——諦念

栄子さんのあまりに突然の死により、病院に集まった息子の充博さんら親族を前に、早瀬は病理解剖を持ちかけたという。死亡原因を解明するには解剖が必要だった。「今後の医療のために」。そう切り出されたと充博さんは記憶している。近く退院できるとばかり思っていた栄子さんが急に亡くなり、動転しきっていた家族にとっては、解剖など考えるどころではなかった。

充博さんは「今後の医療のためにと言われても、お袋自身のためにはならないんじゃないかと思って断りました。こんなときに何を言い出すんだと、腹立たしい気持ちにもなりました」と語る。

日本外科学会の検証によると、栄子さんのケースは、トイレで意識を失って倒れ、蘇生を受けているときに行われた腹部超音波検査から、腹腔内で出血が起こっている疑いがあった。術後の経過を注意深く診て、タイミングよく必要な検査と処置を行うべきだったのに、何ら行われていなかったことも書かれていた。死因としては、縫合不全で腹腔内に漏れ出した胆汁により血管が損傷されて出血が起こったと推測されるものの、解剖が行われていないため確証が得られないと結論づけられている。

このとき解剖が行われていれば、事実が解明できただろうか。ただ、遺族の心情を考えると、このような経過をたどるのも無理からぬところがある。他方、栄子さんの死から三ヵ月後に亡くなった小野里美早さんの場合、本人が群馬大学病院の現役の看護師だったこともあり、遺族は解剖の申し出があったら応じる心づもりだったというが、申し出自体がなかったということはすでに書いた通りだ。いずれにしても、どのような場合、どのように遺族に解剖を切り出すのかについて、十分に対応できるだけの準備が病院側になく、場当たり的な対応しかできていなかったのではないかと疑いたくなる。

栄子さんの死後、もう一つ、早瀬が遺族に持ち出したことがあったという。

「(死亡診断書の)死亡原因は、入院した胆管がんでよろしいでしょうか?」

「変なことを聞くんだな」と、充博さんはいぶかしく思った。

「自分たちは医者じゃないんだからわからない」

遺族としては、そう答えるしかなかった。死亡診断書に書かれた死因は、早瀬の言うまま、「胆管がん」となった。原因不明の突然死で、何と書いてよいかわからなかったのだろうか。考えてみると、不可解な言葉だ。医師としての診断を書くべきなのは当然だが、何を思っての質問だったのだろう。後に手術死の続発が発覚して社会問題となり、病院による調査結果が発表された二〇一五年三月、過去に早瀬が、病理検査でがんではないと判明した別の患者の死亡診断書に、「がん」と書いていたことがわかっている。

充博さんによると、診断書とともに市役所に提出した栄子さんの死亡届は当初、受理されなかった。

「死亡原因に不明な点がありまして、病院に確認しています」

市役所職員からは、そんな説明があった。市役所から群馬大学病院に問い合わせをし、数日後に「受理された」と連絡を受けた。充博さんは、後で振り返っても不思議に思う。これはどういうことだったのか。真相はわからず終いだ。

「思い起こせば、いろいろおかしいところがあった」と言う充博さん。しかし、栄子さんの死から手術死の続発が明るみに出るまで七年もの間、遺族は沈黙を続けた。そのことについて、充博さんはこのように述懐している。

「亡くなった後、お袋の友達に、絶対おかしいから訴えたらどうかと言われたことがあった。家族としても不信感はあったから、このことは親父とも話したけど、やっぱり群大病院には親戚もお世話になっているから、波風立てられないということになった。どんなことをやったとしてもお袋が帰ってくるものでもないし、仮に医療裁判なんて起こしたって、莫大な費用がかかるだけで勝てる見込みもないだろうし。それで、この問題は伏せて、自分たちの心の中を整理していた。言ってみれば、泣き寝入りみたいなものですよね。すっかりあきらめていたようなときに、最初の報道が出たんですよ。腹腔鏡で、次々患者が死んでるっていうね」

あきらめよう。いや、あきらめきれない。でもあきらめるしかない……。これが、遺族たちの共通する思いだったのかもしれない。しかも、一般の人たちにとって、地域トップの大学病院の壁は高く、厚いものだ。

「お袋はレベルの高い大学病院で診てもらって死んだのだから、仕方がないという見方もしていました。自分でこういう体験をする前は、あんな大病院が無法地帯みたいになっているなんて考えもしなくて、群大以上の病院はないと思っていたから。それなのに、こんなに杜撰なことが行われていたなんて」

いま、充博さんの胸に去来するのは、こんな思いだという。

「お袋が亡くなったときに、病院がきちんと調査をしてくれていれば、こんなに問題が大きくなる前に、止められたんじゃないかと思うんですよ。病院で亡くなった患者の症例について、医学的な検討も満足に行われていなかったと聞きました。犬猫でもないのに、ひどいと思いますよね」

第6章

技量不足が招いた悲劇

執刀医の技量

群馬大学病院で、患者が死亡した多くの手術を執刀した早瀬稔（仮名）について、「手術がうまいほうではなかった」という評価は、取材のなかで時折、耳にした。彼の手術は所要時間が長く、出血が多いという話が一部の病院関係者の口の端に上っていて、術後、重い合併症に苦しむ患者が出ると、「またか」という印象を持つ者もいた。関係者の間には、彼の姓に「る」を付けた隠語まで生まれ、揶揄《やゆ》されていたという話もあった。仮名をそのまま使って例示すれば、「ハヤセる」となる。

「あの患者さんは、ハヤセってるから生きて帰れない」

口の悪い者は、仲間内ではそんな不謹慎な言い方もしていたという。早瀬が、患者の死亡が度重なっても次々と手術をこなし続けていたためか、「失敗してもめげずに頑張る、という意味で使われることもあった」と話す関係者もいた。

遺族側の弁護団が、早瀬が執刀した腹腔鏡手術二例の録画映像を、協力関係にある専門医に検証してもらったところ、早瀬の技術に関しては、「手技はかなり稚拙である」「相当下手」「腹腔鏡の技量についてはかなり悪いといえる」などと、非常に厳しい評価が下された（第2章69ページ参照）。

ただし、弁護団が独自に検証した腹腔鏡の二例は、いずれも第二外科が腹腔鏡下肝切除を導入してから一年以内の二〇一一年一月と七月に行われたもので、ごく初期の事例だった。件数を重ねるにつれ、上達はしていたかもしれない。もちろん、初期の患者の立場からすれば、承服しかねる事態であることは弁解の余地がないが。

上田委員会から委託を受けて日本外科学会が行った医学的検証の結果から、腹腔鏡導入後二年近くたった二〇一二年八月に手術が行われた死亡例を見ると、「手技は著しく不適とまでは言えない」と判定されていた。ただ、胆管と腸をつなぐ高度な手技となると、「安定して行われているとは言い難い」と辛口の評価になる。同じ手技は、導入から約三年後の二〇一四年一月に手術が行われた死亡例でもまったく同じ評価が下され、腹腔鏡ではなく、開腹して直視下で行うべきだったと結論づけられていた。また、この二〇一四年一月の手術では、血を止めるために肝臓の切り口表面を焼く操作が限度を超えていて、切除後に残った肝臓の「熱損傷が危惧される」という指摘もあった。

千葉県がんセンターでも、群馬大学病院とよく似たことが起きているとはすでに書いた。ただし、ここで問題になった執刀医の茅野敦（仮名）は、他より進んだ腹腔鏡手術を手がけるエキスパートとして医師たちの間で知られていたばかりでなく、手術がうまいと評判で、全国から見学者が訪れるほどだったといい、この点で群馬大学病院の早瀬とは違う。両者に関する関係者の見方としてよく聞かれるのは、こういうことだ。

「千葉県がんセンターの件は、エキスパートが難しい症例をやり過ぎたという手術適応の問題で、群馬大学病院の件は、手術手技が習熟していないのに高難度手術に手を出してしまったという技術上の問題ではないか」

群馬大学病院の死亡例も、手術適応には大きな問題があったことがわかっている。とはいえこの見立ては、一理あるように思われる。

早瀬は調査に対し、腹腔鏡手術の導入にあたり、先進的な病院へ見学に行ったり、習熟した医師による手術の録画映像を入手して研究したり、必要な準備はしたと釈明しており、こうした導入までの準備は、日本外科学会の検証でも「妥当」という評価になっている。しかし、関係者によると、早瀬は腹腔鏡下肝切除を導入する前、腹腔鏡手術の経験はさほどなかったという。本来なら、胃や大腸といった消化管の腹腔鏡手術が上達してから、より難易度の高い肝胆膵へ進むのが妥当だったのかもしれない。腹腔鏡の操作に関して、技術的に十分習熟したうえでのスタートだったかどうかには、疑問符を付けざるを得ない。それ以前に行っていた開腹手術のほうも、死亡率の高さから技術的な問題があったのではないかという疑念は払拭できない。ただ、開腹手術の録画映像は一つも残っていないため、第三者の専門家による映像の検証はされていない。

手術手技にとどまらず、術前検査や術後管理も、技量に含まれると言えるかもしれない。そうなると、早瀬という外科医個人の能力というばかりでなく、他の医師や別の職種も含めたチームとしての診療能力がどうだったのか、ということになる。その点については、残念ながら、群馬大学病院の診療レベルは低いものだったことが、一連の調査結果に表れている。術前には、行うべき検査が行われず、手術適応の判断に甘さがあった。術後管理では、患者の容体をきめ細かくチェックし、適切なタイミングを捉えて検査や処置を行うことができず、対応が後手後手に回ったことが患者の容体悪化につながっていた。

これはチーム力の脆弱さを表しているが、その背景には、早瀬本人による情報共有の不備があった。症例の検討が不十分で、カルテ記載も穴だらけだったことが、他のスタッフとの情報共有を困難にしていた。仲間の力を上手に借りることも、外科診療を牽引する外科医の技量の重要な一要素で、広い意味での技量不足は大きかったと言わざるを得ない。

医者なら誰でも手術ができる

医師がどの診療科を自分の専門として名乗るかは、基本的に医師の自由とされている。極端なことを言えば、今日まで内科医として働いていた医師が、明日からは外科医と名乗って手術を始めても法的には構わないことになっている。麻酔科医についてのみ、一定条件以上の経験と実績を積み、厚生労働省に届け出て許可を受けなければ標榜《ひょうぼう》できないことになっているが、それも、実際に問題になるのは、その分の診療報酬がもらえるかどうかという違いに過ぎず、麻酔科標榜医の資格がない医師が現場で麻酔をかけていたとしても、そのこと自体は法的に何ら問題にならない。実際問題として、これまで内科の診療をしていた医師が、明日、急に胃の手術をできるのかといったらできないから、現実にはしない、ということに過ぎない。

医師の診療範囲が高度に専門分化されるようになったのはそれほど昔の話ではなく、数十年前には、外科と言えば、心臓も呼吸器も消化器も、といった具合に、外科手術全般が担当範囲だったが、徐々に臓器別に専門が細分化されてきた経緯がある。

たとえば肝臓手術をほとんどしたことがない消化器外科医が、十分なトレーニングを積んだとは言えない状況で、一般的なやり方と違う進んだ方法の肝切除手術をやってみようとしたとしても、できてしまうのが実情だ。学会で高難度の腹腔鏡手術を行った事例が発表されるのを見てきた医師が、「では、うちの病院でもやってみよう」と手を出すということもありうる。患者は専門的な術式のことなど詳しく知らないので、都合よく誘導するのは医師にとってたやすいことである。だからこそ、群馬大学病院や千葉県がんセンターのように、保険適用外で高難度の腹腔鏡手術を繰り返すことができたわけだ。倫理審査で第三者の目を通すこともなく、狭く閉鎖的な世界で、一部の人間だけの判断で。恐ろしいことだが、それが現実だった。

どういうステップを踏んでどのような技術のある人間がどういう手術をすることが許される、といった統一的な基準があればよいのかもしれないが、現実に、そのような明確なルールはない。ある大病院で病院長を務める外科医はこう話した。

「早い者勝ちとか、先陣争いに勝つとかいう野心に満ちた外科医というのは常にいます。千葉県がんセンターや群馬大学病院では、そういう人が暴走できたということ自体が問題でした。暴走した本人にも問題はありますが、それを許してしまった組織というか、システムにも問題がありました。たとえば、ライオンに人を襲うなと言っても無理。ならば檻《おり》に入れましょうというのと同じで、きちんとしたルールが必要なんですよ」

たとえば、研修医でもここまではやってよいとか、レジデント（通常三年目以降の後期臨床研修医）ならこういうこともできるとか、専門医の資格を持っている人でないとこういう手術はできないとか、技術のレベルに応じて行ってもよい手術を決めたルールがあれば、安全性は高まるのではないか。

しかし、基本的に、どんなに難しい手術でも技量にかかわらずできてしまっていた。群馬大学病院の例で言えば、早瀬は二〇一〇年四月に日本肝胆膵外科学会の高度技能指導医という資格を取得したが、それ以前にも肝胆膵の分野で数々の難しい手術を上級医の立ち会いもなく手がけ、死亡例を出していた。すでに述べた通り、高度技能指導医の資格自体が、実際の技量を正しく評価できるものではなかったという問題もあるが、その資格を持っていなかったときにも、同じ状況で高度な手術を繰り返し行っていたのである。

「誰でも初めての手術はあるのだから」とか、「こういうことの積み重ねで技術が習熟し、医療も進歩してきたのだから」とかいう議論になることがあるが、「練習台」や「実験台」に自らなりたいと希望する患者はまず、いない。確かに、医師が技術を習得するために経験を積む必要があることは明らかだ。だからこそ、それを安全に行うためのプロセスを構築することが必要なのではないか。

群馬大学病院の問題をきっかけに、手術手技研究会という外科医のグループが、会員を対象にアンケートをとった。そのなかで、「学会等では見かけるが、自分自身では経験のない術式を初めて行うときにどのような措置を行いますか？」という問いがあった。八割以上が、「外科のカンファレンスで承認を受ける」「外部の経験者に指導してもらう」と回答した。一方、「患者・家族に経験のないことを伝える」という外科医は六割弱、「院内の倫理審査委員会を通す」としたのは全体の四分の一程度に過ぎなかった。実際に、「報告がほとんどない、もしくは新規の術式を行ったことがありますか？」という問いには、六割が「はい」と答えていた。

アンケートの自由記載欄には、術式の開発について、こんな意見が寄せられていた。

「先進的・新規の術式を行ってよい施設と行うべきでない施設を学会等である程度決めたほうがよい。どこでも何をしてもよいという訳ではないことを、近年の事件が示している」

「吻合法等マイナーな術式については倫理委員会を経ずに開発していいと思うが、メジャーな術式の変更や開発については、委員会の判断を仰いだほうがよい」

「手術をする以上、それなりの自信を持って行うので特に患者には経験のない手術を行うと知らせる必要はない」

「開発が先にあるのではなく必要があって開発が要求されているので、医療者だけでなく他の意見も参考にしなくては進められないのでは？」

「手術・術式の開発を考える前に、先《ま》ず知識的・技術的にプロになることです。専門医になって、初めて開発を考えてもよいと思います」

「標準術式を尊重するのは当然であるが、自分の持つ術式の改良などは安全性を担保できる範囲内で積極的に試すべきと考えています。安全性が担保され術後のＱＯＬ（クオリティー・オブ・ライフ＝生活の質）などの改善が期待される場合は外科医の裁量権が重視されるべきだと思います」

それぞれ、真摯に向き合っていることがうかがわれると同時に、どうすべきなのか混沌としたなかにあることもまた伝わってきた。

専門医資格のまやかし

外科医の技量を示す目安になるのが、「専門医」や「認定医」といった各種の外科系学会が設けた資格の有無である。しかし、これらの多くは外科医の本来の技量を測るには頼みにならないものだった。

わかりやすい例を挙げると、二〇〇四年に発覚した東京医大の心臓手術の事故がある。同じ医師による心臓弁膜症の手術を受けた患者に死亡が続発したという事例で、問題の外科医は、心臓血管外科専門医の資格を持っていた。心臓弁膜症の弁置換や冠動脈バイパス手術は当時、全国で一般的に行われていたもので、患者が手術で死亡することはまれと言われていた。それなのに、専門医資格まで取った医師が一年余の間に四人を死なせていたという事実は、資格の形骸化をうかがわせるに十分だった。この資格は、二〇件以上の手術経験、それに筆記試験など、実際の技術力を判定するには心もとない情報だけで取得でき、このことには批判が集中した。

実質的な技術を評価する資格創設のきっかけとなったのが、同時期に起きた慈恵医大青戸病院事件である。この事件は、東京医大の心臓手術の事故が発覚した前年、二〇〇三年に明らかになっていた。以前は、各学会が、学術集会への参加回数や経験年数、会員かどうか、論文の本数を申告させ、経歴と経験から推測して資格を与えるのが一般的だったが、本当に技術があるのかどうかを評価する仕組みが必要だということが、より切実に考えられるようになったのである。

慈恵医大青戸病院事件では、経験の浅い外科医が、指導医も不在のまま腹腔鏡を使った前立腺がんの手術を強行し、患者を死なせたとして、逮捕、起訴された。執刀医は業務上過失致死罪で有罪判決を受けている。腹腔鏡手術に習熟した指導者も立ち会わず、マニュアルを見ながらの危険な手術だったといい、これ以降、腹腔鏡手術の技術を認定する仕組みを作ろうという気運が高まった。

実は腹腔鏡手術の特徴が、技術評価のあり方に大きな変革をもたらした側面もある。

腹腔鏡手術は、開腹手術と違って必ず映像がある。執刀医が見ている術野がそのまま映像となっているため、他の医師による審査もしやすい。開腹手術の場合、外科医の頭が邪魔になって撮影が難しいということもあり、映像が必ずあるというわけではないのが難点だった。

日本内視鏡外科学会は二〇〇四年、腹腔鏡とか胸腔鏡とか呼ばれる内視鏡手術の技術認定制度を創設した。この制度では、消化器・一般外科、泌尿器科、産科婦人科、整形外科、小児外科の五種類の専門分野に応じて一定の実績のある医師が申請できる。その際、自分の手術を撮影した編集なしの録画映像を提出する必要がある。手術の録画映像は、一定の条件を満たした専門家が二人以上で数時間に及ぶ内容をすべて見てチェックし、危険な操作があれば減点していくという方法で審査される。審査をパスして技術認定医に認められても、この資格は五年ごとの更新制で、一定の質を維持する仕組みにもなっている。

自分にとってベストの手術一回分の録画映像を提出すればよいので、うまくいかなかったものは避ければよく、技術のすべてがこれでわかるというわけではないものの、実際の技術を審査するには、画期的な方法だった。合格率は、消化器外科のなかでも特に手術の難易度が高い肝臓の場合、例年の平均が二〇%台という難関となっている。たとえば大腸の手術映像を提出してこの資格を取った人が、肝臓や膵臓でも合格できたのかどうかはわからない。この資格を持つ医師名は、日本内視鏡外科学会のウェブサイトで公開されている名簿に載っており、患者が自分で調べることもできる。当初、サイト上の名簿では、資格取得者がどの臓器の専門なのかわからなかったが、のちに臓器名も公開されるようになっている。

千葉県がんセンターにいた茅野は、内視鏡外科学会の技術認定医の資格を取得している。一方、群馬大学病院の早瀬は、そうではなかった。もしかすると、取得を目指して症例を重ねていたのかもしれない。早瀬は、日本肝胆膵外科学会の高度技能指導医の資格は持っていたが、前述したように、この資格の取得に技術審査はなく、手術件数や経験年数などを記入した書類のみで条件を満たせば認定されるものだった。上司で第二外科教授だった松岡好（仮名）に至っては、早瀬より二年遅れで同じ資格を取ったものの、書類に書かれた手術件数さえ実態を表したものでなかったことが、すでに書いた通り上田委員会の調査で判明している。

技量とは何なのか

そもそも外科医の技量とは、どういうものだろうか。

よく「スーパードクター」「神の手」と、テレビや雑誌で派手にもてはやされる外科医がいる。そういう人たちは、どういうところが他人より優れているのだろうか。普通の外科医が「手術は無理」と尻込みするようなケースに挑み、助からないはずの患者を見事に回復させるというストーリーだとすればわかりやすいが、現実の医療現場は、そう単純にはできていない。

特に、がんの治療においては、手術の腕前というものについて考えさせられる現実がある。がんを根治するための治療と言えば、やはり手術による切除が挙げられる。しかし、一般に意外と理解されていないのは、目に見える腫瘍の部分をすべて切り取ればがんは「治る」とは言い切れないことだ。確かに、がんの種類によっては、手術で切除すれば、長年にわたり再発もなく「治った」と言ってもおかしくないケースもあるが、またどこかでがん細胞が芽を出さないとも限らない。

進行がんの切除を何とか上手に達成したとして、それが長い目で見て患者にどれくらいのメリットになるかは、実際のところはっきりわからない。がんが進行しているほど手術は難しくなり、合併症のリスクも高まる。それでも、がんをなんとか取り切ることにチャレンジする意味は、どれくらいあるのだろうか。

そこのところの見極めが、実は難しい。

先に一部を紹介した手術手技研究会のアンケートには、次のような質問があった。

「手術による根治を希望している進行がん患者（手術しなければ余命一二ヵ月）の予定手術において、高度合併症（心不全、肝不全など）がある場合、どの程度の手術関連死亡（予想される三〇日以内死亡率）を許容し、手術を実行しますか？」

重症患者の場合、予想される手術死亡率がどれくらいまでなら手術に踏み切るか、という質問である。

その回答は、「死亡率一〜五％」を挙げた外科医が三七％を占め一番多かった。次いで「五〜一〇％」が二三％、「〜一％」が一九％と、死亡率一〇％までを手術を実行する判断基準にしている医師が八割近くを占めていた。「二〇％〜」という回答もあるにはあったが、全体の四％に過ぎない。

「手術死亡のリスクは高いが、それを差し引いても手術したほうが生存率は高いと判断される進行がん患者の手術をどうするか」という質問には、「積極的に手術を行う」「どうしても頼まれれば手術を行う」という項目で「はい」とした外科医がそれぞれ半数ほどおり、「放射線や化学療法など他科の治療を勧める」としたのは三割弱だった。

主に進行がん患者の抗がん剤治療を手がける腫瘍内科医で、虎の門病院から二〇二〇年にがん研有明病院へ移った高野利実《としみ》は、よく患者に、次のような説明をするという。

「『手術できるか、できないか』ではなく、『あなたにとって手術したほうがいいか、しないほうがいいか』と考えるべきです」

治療が難しい進行がんの患者は、絶望的になり、「とにかく手術さえしてくれれば」と思い詰めてしまうこともある。抗がん剤治療に置き換えてもそれは同じで、高野は、患者の希望や、生活するうえで何を大切にしているのかといった価値観、人生観に照らして、抗がん剤治療をすることにメリットがあればするし、そうでなければしなくてもよい、という。抗がん剤治療は是か非かといった二者択一の議論が長年にわたり注目されてきたが、その人、その人によって、どのような選択をすることが「正しい」と言えるのか、それぞれ違う。

高野は、ＥＢＭ（エビデンス・ベースド・メディシン＝科学的根拠に基づく医療）と同様に、ＨＢＭ（ヒューマン・ベースド・メディシン＝人間性に基づく医療）を現代医療の大切な柱とすることを提唱する。ＥＢＭは、医師個人の経験に頼るのではなく、臨床試験によって客観的に効果が認められた治療を重視するもので、二一世紀に入り、日本の医療にも浸透してきた。ＨＢＭは、このＥＢＭに引っかけた高野の造語で、医療の限界を知って生老病死《しょうろうびょうし》と向き合いつつ、患者が医療に主体的にかかわりながら人間としての幸福を目指す医療——といったものだという。

「実際には手術を行うメリットが小さい場合でも、『できる』と言って手術してしまう医師もいます。しかし、幸せになるために、手術を受けたほうがいいのかどうか、ということが何より大事。患者さんには、それをよく考えて治療法を選択してほしい」と、高野は説いている。

群馬大学病院で手術後に死亡した患者のなかには、他の病院では手術できないと言われ、早瀬が手術を引き受けたことを喜んでいたという人もおり、遺族も「たとえ亡くなっても、もともと難しい手術をしてもらって、本人は希望を持つことができたのだから」と肯定的に捉えていたという。早瀬のほうも、無理な症例にも「手術できる」として踏み切った理由について、上田委員会のヒアリングに対し、『手術できない』と言えば、患者が落胆するから」と答えている。

こうしたエピソードからは、一見、早瀬は相手の意向を尊重する患者本位の優しい医師のように見えるが、そこには何か抜け落ちたものがあるようでもある。極端なことを言えば、切るだけなら、医師であれば誰でもできる。そのことが、目の前の患者のためになるか、その患者の幸せにつながるか、そこまで熟慮したうえでの判断なのか。その点が、プロの医師としては足りないところだったのではないか。

二〇一五年夏、群馬大学病院が仕切り直しの調査を始めようとしていた頃、千葉市立海浜病院で、この年四月から六月に心臓血管外科の手術を受けた患者八人が、術後一ヵ月半の間に死亡していたことが明らかになった。心臓の緊急手術は一般的に死亡のリスクが高いとはいえ、死亡例が短期間に集中していたことが問題視され、正式な事故調査が行われた。一年後の二〇一六年五月、第三者による調査委員会がまとめた報告書が公表された。それによると、明らかなミスというわけではないが、手術適応に無理があったり、医師が死亡リスクを過小評価して手術に踏み切っていたりと、全体的に診療の質が低く、群馬大学病院の問題と似たところがあった。

この報告書の最終章は、印象深い文章で結ばれていた。

医療とは病気を持つ患者のために最適な知識と技量により治療することである。その本質は病気からの治癒の原動力である患者の生命力を最大限生かして、患者の病気を治癒に至らすべく、医師はベストを尽くすことである。従って、医療の主体は患者であり、医師はそのガイド役にしか過ぎないものであろう。故に、医療は医師のためにあるのではなく、患者のため、患者の幸せのため、患者が病気から立ち直るためにある。

医療において、特に外科医療においては、診断、手術適応、インフォームドコンセント、手術、術後管理のどの面においても患者のためという原則が貫かれていないといけない。診断においては病態の正確な把握、手術適応においては手術の長所とリスク、特に死亡と合併症のリスクの割合の説明、インフォームドコンントにおいては何もしない場合のリスクと手術のリスクとの比較の下に患者本人の納得、手術においては最適の手術法の選択と実行、最適な心筋保護法の選択と実行、術後管理においては早期の回復を目指す治療、などあらゆる場面で患者中心の考え方で臨まなければいけない。心臓血管外科は医療の中でもリスクの高い医療であるので、その医療が患者に本当に有益であるかどうか、そして患者が幸せになれるかを真剣に考えて、真実を患者に話をして、患者の納得の元、医療を提供しなければいけない。

医療者は患者に適した医療を、十分な知識と技量を持って実行する義務もあるので、その技量がないと判断すれば、技量を十分に持った他の施設に送ることも考えなければいけない。また、若い医師を育てる教育はどの医療施設でも大切なことであるが、患者に対しては不利にならないようにまた満足が行くように治療をしなければならない。

（「千葉市立海浜病院心臓血管外科手術調査委員会報告書」より抜粋）

この文章を書いたという調査委員長で、調査当時は三井記念病院の院長だった高本眞一は心臓外科医であり、東大教授として活躍した人物だが、妻を乳がん闘病の末に亡くし、自らも患者の家族となった経験を持つ。それだからこその思いが、この最終章を書かせたという。

「いまはあまりにも、ドクター・オリエンテッド（医師重視）というか、医者の側から見るような発想がまかり通っている。自分が患者になったときのこと、家族が患者になったときのことを考えれば、医師のミッションは何か、簡単にわかるはずなんですがね」

手術データベースの虚実

外科の専門医制度を実効性あるものにしようと、二〇一一年から、外科手術のほぼ全例を登録するナショナル・クリニカル・データベース（ＮＣＤ）の運用が始まった。患者の病名、病状や手術の術式、手術時間、出血量、術後の合併症がどうだったか、患者が死亡したかどうかなど、詳細なデータを手術ごとに事後登録する。主に外科系の各種学会が参加し、このデータベースに登録していることを専門医資格取得の際に示す症例実績の条件にしているので、全国の病院で行われた手術のほとんどが登録され、膨大な情報が蓄積されるという仕組みである。それまでは、専門医資格の取得を申請する際に、自分で手術件数を書類に記入すればよかったので、たとえ虚偽でもわからなかったが、ＮＣＤは一例ごとに登録するので、後で件数を水増ししようとしても難しい。仮に、病院が自分たちの施設の手術成績を高く見せかけようと数字に細工して発表したとしても、外部のデータベースに登録されているのだから、関係者が調べようと思えば嘘はばれてしまう。

全国の五〇〇〇を超える医療機関から年間一五〇万件以上の手術情報が集まっているというこのデータベースを解析することで、日本の外科手術の実態を見えやすくすることが期待されている。たとえば、術後の合併症の発生率は、学会に認定された病院など、比較的レベルが高いとみられる大規模病院のデータが使われることが多いが、NCDを使えば、全国津々浦々の病院の情報が得られるので、より実情に近い数字が導き出せるはずだ。主な病院だけのデータではレベルが偏《かたよ》ってしまうから、合併症の発生率も低めに出る可能性がある。一方、専門医であれば本当に手術成績が良いのかどうかも、NCDを使うことではじき出せる。専門医制度の価値や精度の判定をすることもできるかもしれない。

重大事故の発生を受けて医療安全の問題が議論されるとき、中央の対策会議のテーブルにつくのは第一人者と言われる一流病院の医師ばかりで、問題となったケースを「これは特殊な事例に過ぎない」と切って捨てるような意見が聞かれることがある。しかし、「常識外れで特殊」にしか見えない診療が、末端では日常的に行われているのかもしれない。

ただ、この貴重な情報も、本当に知りたい部分は国民に明らかにされていない。病院ごとの手術成績、もっと言えば医師ごとの手術成績がこのデータベースに蓄積されているわけだが、それは公開されることはない。公開しないという条件で集めているものであり、だからこそ外科医たちが事実を包み隠さず登録でき、情報の信頼性が担保されているという位置づけだからだ。

一般国民からすれば、病院ごとに各分野の手術の死亡率などの情報が公開されれば、病院選びの有力な材料となる。その病院の日本での位置づけはどういうところにあって、外国と比べた場合にはどうかなど、大変参考になるに違いない。その結果、本当の意味で実績を上げている病院に患者が集まり、難しい手術は自然に集約化されていくことにもなるかもしれない。

とはいえ、このNCDの登録データさえ、場合によっては嘘の内容を登録できてしまう余地が残っている。基本的に手術した本人が入力するわけだから、患者が死亡したことを伏せたい場合、そうしようと思えばできてしまう。実際に、取材に対し、「あれはいくらでも嘘を書けるからね」と話した外科医もいた。

こうしたことについて、二〇一五年一月の記者会見で、当時のNCD代表理事で東大小児外科教授だった岩中督《ただし》は、次のように述べている。

「原則的に、日本の外科医は真面目。ほぼきちんと登録していただいていると信じています。ただ、都合の悪いデータを隠そうというのは、人には多少なりともあって不思議はない。そういうものを防ぐため、我々は、サイトビジット（実地検査）を行っています。基本的にはきちんと登録していただいていると信じたうえでやっています」

実地検査は、無作為に選んだ病院を訪問し、カルテとデータが一致するかどうか確認するもので、誤り等があれば、正しい入力方法の指導も行うという。各病院は、いつNCDの担当者が病院にやってくることになるかわからないので、用心して嘘はつけまいということなのだろう。

それだけで登録情報がすべて事実と信じ切れるかどうかというと難しい面もある。ただ、正直な内容を登録してもらうには、個別の情報は非公開とせざるを得ないうえ、あくまでも性善説に基づいた自己申告に頼らざるを得ないのが現実である。

第7章

功名心にはやる医師たち

「腹腔鏡手術」に挑む

群馬大学病院で、早瀬稔（仮名）らの所属する第二外科が、開腹手術で患者の死亡が度重なっていたにもかかわらず、その検証もそこそこに、二〇一〇年一二月に導入した肝胆膵外科の腹腔鏡手術。それは、外科の世界でどのような位置づけにあったのか。この時期、早瀬はなぜ、せき立てられるようにそれに手を出したのか。

そもそも腹腔鏡手術は、一九九〇年以降、徐々に医療現場に浸透してきた手法である。胃や大腸の切除手術で普及が進んだ二〇〇〇年代以降は、一般にも、「手術の切り口が小さくて済み、体にやさしい」というイメージが広がっている。

もちろん、そのイメージが誤りというわけではない。実際、腹部を大きく切る開腹手術に比べると、一般論としては、手術後の痛みが少なくて体の回復が早いため患者の負担は軽減され、入院期間が短くなるというメリットがある。大腸の切除の場合、腹腔鏡を使って行う手術のほうが多いという病院もあるほど広がっている。執刀する医師に一定以上の技量があり、適した患者に安全性に十分配慮した体制で行えば、患者にとって有益な面もあると言える。

王貞治さんが、福岡ソフトバンクホークスの監督だった二〇〇六年、胃がん治療のため胃の全摘出を受ける際、腹腔鏡手術を選択したことで話題になったのを記憶している人もあるだろう。

ただ、肝胆膵の領域では、胃や腸といった消化管ほど腹腔鏡手術は普及していない。この領域では唯一、技術的な難易度がそれほど高くないとされている胆嚢《たんのう》摘出手術に関しては、腹腔鏡を使うのが当たり前になっているが、それ以外では、肝胆膵外科の腹腔鏡手術は遅れていた。肝切除で言えば、腹腔鏡で行われた手術例は、群馬大学の問題が発覚した前年の二〇一三年に初めて年間二〇〇〇件を超えたが、それでも肝切除手術全体に占める割合は一割にも満たず、腹腔鏡を使った例はかなり限られていた。肝胆膵領域の手術は開腹でも難易度が高く、胃や大腸といった消化管の手術に習熟した医師が、次のステップとして手がけるものとされているからである。

肝臓は「血の塊」とも言われる臓器で、大小の血管が複雑に入り組み、少し切り方を間違えると大出血につながる。それだけに、肝切除には特に技術と慎重さが必要で、視界とスペースが限られ、臓器に直接手を触れることもできない腹腔鏡手術では、大出血して処置が遅れると重大な結果につながりかねない。このため、腹腔鏡手術を行うにしても、その対象は通常、腫瘍が小さく、深く浸潤していないなど、比較的切除しやすい症例を厳選することになる。

開腹手術で肝臓の切除をする場合は、多くが三〇センチほど腹部を切らなければならない。傷が大きいことで、術後の痛みや、残った傷痕の見た目の問題が生じる。その点、細いカメラと手術器具をさし込むための一センチ程度の切り口と、切った臓器を取り出すための数センチの切り口の計四〜五ヵ所の小さな傷で済む腹腔鏡手術では、こうした開腹手術の欠点は解消できるという。腹腔鏡手術のメリットとしてよく挙げられるポイントをまとめると、以下のようになる。

①おなかの傷が小さいので、開腹手術より術後の痛みが少なく、回復が比較的早い。

②おなかの表面に残る手術の傷痕が目立たない。

③医師が手術する部位を拡大して見ることができるので、開腹して直接見るより細部まで状態がよくわかる。

④モニター画面に映った手術部位は手術に参加しているスタッフ全員によく見えるので情報が共有でき、問題に気づきやすい。

⑤新しい技術の習得が、若い医師の意欲を高める。

一九九三年、腹腔鏡を使った肝切除手術を日本で最初に実行し、この分野の第一人者として知られる金子弘真《ひろのり》は、東邦大学教授としてこの領域での腹腔鏡手術の普及をライフワークとし、尽力してきた。

金子は、「実際に症例を重ねてみて、腹腔鏡手術は、患者の体への負担を減らすメリットが大きいと感じています。ですから、肝胆膵外科の手術でも、ぜひ普及させたいと思ってきました」と語った。普及のためには安全性の担保が不可欠であるということは、金子が長年、意識してきたことだったという。

「私は、学会で講演する度に、安全性についても話すようにしていました。難易度の高さを十分に自覚し、腹腔鏡手術に習熟した指導者の下で技術を磨きながら、修練を積んだうえで取り組まなければならないと」

一方、一九九九年に信州大学病院で日本初の脳死肝移植を手がけ、その後の順天堂大学教授時代にも多くの肝胆膵外科手術を実践した川崎誠治は、腹腔鏡手術に懐疑的だった。

「腹腔鏡手術は、アプローチの方法としては新しくても、いままで治らなかった病気や手術できなかった病気を治せるようにするものではないということを忘れてはいけないと思います」

たとえば、すでに腹腔鏡手術が当たり前になっている胆嚢摘出のように、比較的難しくない手術ならば体表面の切り口が小さいことは全体として患者の負担を軽減するだろう。しかし、肝臓を大きく切除するなど、大がかりな手術の場合、体の中で行われていること自体の侵襲が大きく、体表面の切り口の小ささが、患者の負担という意味でどれほどのメリットになるかは熟慮の余地がある、という。

それ以上に川崎が危惧を抱いていたのは、当時の風潮だった。学会で、難しい腹腔鏡手術にチャレンジした症例がこぞって発表され、推進派の間でさえも「まるでアクロバットの披露会」とたとえられるありさまだったのである。

功名心の代償

肝胆膵外科の腹腔鏡手術が外科医の間で注目され始めたのは、二〇〇〇年代半ばのことだ。

腹腔鏡下肝切除を広めようと、東邦大学の金子と、同じくこの分野ではエキスパートとして知らぬ者はいないと言われていた慶応大学出身の外科医で、当時、岩手医大教授だった若林剛が中心となり、二〇〇六年に肝臓内視鏡外科研究会が設立された。そのおよそ一年後には、最初の学術集会が開かれている。それは二〇〇七年一一月、日本内視鏡外科学会の総会が開催されていた宮城県の仙台国際センターで、小規模な会場を設けて開かれたのだった。

その時のことを、参加した肝胆膵外科医はこのように振り返る。

「ずいぶん小さい会場だったんですけど、立ち見の人がいっぱい出るほど満員で、会場からあふれるくらいたくさんの人が集まっていました。これには多分、主催者側もびっくりしたんじゃないでしょうか。肝臓の腹腔鏡手術はほとんど無理だと思われていたので、画期的というか、『できるんだ』という感じで受け止められたんだと思います」

この最初の学術集会には、群馬大学から早瀬も参加していたのではないだろうか。遺族会代表の小野里和孝さんの妹、美早さんが手術を受けるにあたり、当初、早瀬から腹腔鏡手術を持ちかけられたという話がある。その話が出た時期は二〇〇八年一月だったはずで、肝臓内視鏡外科研究会の初めての学術集会から、わずか二ヵ月後ということになる。美早さんの場合は高難度の膵臓手術である膵頭十二指腸切除で、肝切除以上に難しい手術だった。当時はもちろん保険適用もされていなかったが、活気にあふれた学術集会の熱が冷めやらない時期だったとすれば、早瀬がそんなことを言い出したとしても不思議はない。

肝臓に遅れること二年、二〇〇九年一二月には、新たに結成された膵臓内視鏡外科研究会も、最初の学術集会を東京都内で開いている。肝胆膵外科の領域における腹腔鏡手術は、「外科のトレンド」として、注目を集めるテーマになっていた。特に若手外科医の目には、とても魅力的に映ったであろうことは想像に難くない。外科系学会の学術集会では、肝胆膵外科の腹腔鏡手術に関するセッションはどこも盛況で、関心の高さを物語っていた。その流れに乗り、腹腔鏡下肝切除は二〇一〇年四月、比較的難易度が低いとされる「部分切除」と「外側区域切除」に限り保険適用された。二〇一二年四月には、腹腔鏡下膵切除のうち「膵体尾部切除」も保険の利く手術として認められている。

若手外科医たちがこの分野に注目し、新しい手法の導入に意欲を持った動機としては、もちろん、医療の進歩を目指し、社会に貢献するという、医師としての向上心や探究心、使命感があったに違いない。

ただ、おそらくそれだけでもないだろう。従来の開腹手術では、数々の経験を積んでいるベテランにはなかなかかなわないが、新しい手法であれば、外科医として他人より一歩抜きんでるための早道になるかもしれない。また、もともと患者の集まりやすい旧帝大など都市部の有力な大学病院などと違い、特色を出したい私大や地方の大学病院、市中病院にとっては、新たな手法を採り入れることが、病院としてのアドバンテージにもなりうる。

こういうこと自体は、何も悪いことではない。多くの医師たちが新しい手法に積極的に取り組み、努力して成果を上げ、よい意味で競い合い切磋琢磨《せっさたくま》してこそ、医療は進歩する。しかし、トレンドの波にのまれ、功名心にかられてか、周囲に煽られてか定かでないが、一線を越えて無理をする者が出てきたときに、そのしわ寄せは患者に及ぶ。十分に安全性を担保して、緊急事態に対応できる体制を整えて臨むことは必要不可欠である。そして何より、患者によく説明し、十分に理解してもらったうえでないと実施してはいけない。患者からすれば至極当然だが、残念ながら、必ずしも徹底されていない。

「手術が思った以上に楽しくて、外科医の道を選びました」

若い医師が生き生きとした様子でそんな自己紹介をするのを聞いたことがある。医師でない素人からすると、やや困惑を覚えてしまいそうな言い方ではないだろうか。この発言に全く悪意がないのは間違いない。ただ、手術の対象となって彼の前に横たわった患者たちは、つらい思いで病と闘っている人たちであり、どんなに恐ろしく不安な気持ちで手術の日を迎えたか知れない。

ある中堅外科医に、このエピソードを話すと、彼は意外そうな顔をしてこう言った。

「一般の人が、手術が楽しいと言ったのを聞いて嫌悪感を持つのだとしても、外科医にとって、技術的に上達するのが楽しいということは、仕事に取り組むモチベーションとして大きいと思います。そういうことがなければ、外科医になりたがる人は、いなくなりますよ」

職業人として、腕を磨きたいと思うのは自然なことだ。しかし、目先の手術における手技の上達が医師の最終的な到達点なのではなく、それによって患者が回復するということが、最大の目標でなければならないはずである。

「やはり外科医となった以上は、技術を磨きたいものです。自分の技術がどれくらいあるか試したいというのは、誰でもあると思います。ただ、相手は患者さんですからね。どこまでチャレンジが許されるのか、そこに、それぞれの外科医の人間性が問われていると思います」

東大で肝胆膵外科の教授を務め、二〇一六年四月までの四年間は、外科系最大の学会である日本外科学会の理事長に就いていた國土典宏は、このように語った。

手段と目的が逆転

肝胆膵の腹腔鏡手術は、まだ保険適用に至っていない二〇〇〇年代の終わり頃から、外科系の各種学会で、関連する発表が注目を集めていた。以前から第一人者といわれてきたベテランに加え、中堅外科医の中に、いわば「学会のスター」ともいうべき発表の「常連」が台頭し、肝胆膵外科医たちの話題をさらっていた。その一人が、千葉県がんセンターにいた茅野敦（仮名）だった。のちに患者が相次いで死亡していたことが発覚し、問題になった外科医である。

茅野は、「手術がうまい」ともっぱらの評判で、この分野の腹腔鏡手術では群を抜くトップランナーの一人と見られていた。学会では、難しい症例に対して腹腔鏡手術を行った実践例を次々と披露して注目され、若手医師たちをリードする存在になった。千葉県がんセンターには、茅野の手術を見ようと他の病院からも外科医が訪れていたという。若手外科医が学会で茅野の発表を見聞きし、実際に彼の腹腔鏡手術を見学して、それに触発されて自分たちの病院でも本格的に導入しようと意欲を燃やすことが少なくなかったそうだ。

茅野は、高難度の肝切除だけでなく、腹部の手術で最高難度と言われる膵頭十二指腸切除にも、早いうちから腹腔鏡手術で挑戦し、成功したとする症例を学会で発表していたという。

そんな学会での一場面を覚えているというある市中病院の外科医は振り返った。

「患者さんの死亡が続いていたという話が発覚する前ですけど、茅野先生が発表したセッションの座長をしていたベテランの先生が、『そんなことしていいんですか』と思わず質問していたのが印象に残っています。門脈を合併した進行がんで、血管を遮断して縫うんですけど、腹腔鏡だとどうしても開腹してやるより時間がかかる。その間、肝臓に血が行かなくなるので、これは危ないからやってはいけないんじゃないか、と私も見ていて思いましたけど、『やりました』と発表していましたね」

この外科医の記憶にある発表症例の患者が手術後、実際どのような経過をたどったのかは不明だが、少なくとも学会では、生存しているものとして発表されていたことだろう。

別のベテラン外科医も、茅野の発表症例に対して、率直に疑問をぶつけたことがあると語った。

「『こんなこわいことをして、この患者さんは生きて家に帰っているんですか』と思わず質問したことがあります。発表されている手術の映像を見ていたら、こんなことをしたら患者さんは死ぬんじゃないか、と思うような危うい場面があったので。しかし、『大丈夫です』と答えていました。いま思えば、たとえ死亡していても、あんな場で『亡くなりました』とは言いにくかったかもしれませんが、大丈夫というのは、事実ではなかった可能性がありますよね」

肝胆膵の領域で腹腔鏡手術に挑戦しようとする若手外科医の間で、茅野の評判は高く、目標とされる対象と言ってよい状況だった。その一方で、千葉県がんセンターの内部でも、冷めた見方をしている者がいた。かつて同僚だったという医師は、当時から問題を感じていたと話している。

「彼は、手術自体は上手《うま》かったと思いますが、腹腔鏡で難しい手術ができるということにすごく自信を持っているようで、たとえば、腹腔鏡手術をしていて、術中にかなり出血してもなかなか開腹に切り替えようとせず頑張ってしまうところがあり、危ういと思っていました。腹腔鏡で完遂すること自体を目的にしているんじゃないか、という印象さえ持っていました」

学会で発表する茅野に対し、「どういう場合に、開腹ではなく腹腔鏡手術を選択しているのですか」と質問したことがあるという医師もいた。それに対する返答は、「手術後に予定があるときは、開腹手術にします」というものだったという。腹腔鏡手術は開腹手術に比べるとどうしても時間がかかってしまうため、ということらしかった。

この医師は「答えを聞いて、それはちょっとおかしいんじゃないかと思いました。後に予定があるとかないとかいうのは医者側の都合で、患者さんの治療には関係のないことですから」と首を傾《かし》げた。

技術的にも周囲から高く評価されていた茅野ほどの「スター」ではないまでも、早瀬もまた、学会で高難度の腹腔鏡手術について症例報告を繰り返す常連の一人だった。少なくとも、この分野に関心を持つ中堅から若手の肝胆膵外科医の間では、積極的にチャレンジしている医師と見られていたようだ。

手術死の問題が発覚した二〇一四年にも、四月に京都市で開かれた日本外科学会の学術集会で、早瀬は、腹腔鏡を使った肝切除のそれまでの手術成績について「おおむね良好な結果」などと発表していた。実際は、この発表の時点で七人の患者が死亡していたのにもかかわらず、である。

この年一〇月に岩手県盛岡市で開かれた日本内視鏡外科学会の総会で早瀬が予定していた発表は、すでに病院内で調査が始まっていたため取り下げられた。実際の発表が行われることはなかったが、抄録に残る発表予定の内容は、肝臓と胆管の一部を切除した後、胆管と腸とをつなぎ合わせるという、開腹でも高難度の手技が、「腹腔鏡下で可能となった」などとなっていた。

早瀬が手がけた腹腔鏡下肝切除を受けて死亡した八人のうち三人は、この手技を行った手術の後に重い合併症を起こした患者であり、実際は「可能となった」などと言っていられる状態ではなかった。早瀬が学会事務局へ演題を申請した二〇一四年春頃と言えば、八人目の死亡者が、縫合不全により胆汁が漏れ、腹腔内で出血を繰り返して生死の境をさまよっていたか、あるいは、死亡して間もない時期だった。それなのに、なぜこのような発表をしようという心境になれたのだろうか。

千葉県がんセンターと群馬大学病院で、患者の死亡が続発していたことが明らかになった後、日本肝胆膵外科学会は、それまで、この二人の外科医が行ってきた腹腔鏡手術に関する発表の内容について、主な学会の抄録や論文を調査した。その結果、患者が死亡した事例があったと報告しているものは一本もなかったことがわかった。手術成績に関する分析では、「おおむね良好な結果」「出血は少ない傾向」などと、データを明らかにしないあいまいな表現が使われている特徴も見受けられた。

肝胆膵外科が専門の名古屋大学教授として調査に当たった梛野《なぎの》正人の判定は手厳しい。

「手術に関する学会発表や論文には、本来、死亡例があれば盛り込まれてしかるべきです。あれだけ患者が亡くなっていたのに、学会発表にも論文にも、死亡例が出てこなかったというのは、隠蔽《いんぺい》と言えるのではないでしょうか。こうした発表により、誤った情報が世間に広められてしまったのです。自分の成績を良く見せたいという気持ちは誰しもありますが、事実をねじ曲げるなら、医師としても研究者としても、失格と言わざるを得ないと思います」

口をつぐむ医師たち

肝胆膵の腹腔鏡手術について、群馬大学病院や千葉県がんセンターだけが特異なことをしていたというわけではない。他にも、腹腔鏡を使った高難度手術にチャレンジし、その「成果」を学会などで披露していた病院はいくつもあった。

群馬大学病院について初報となる記事を出した二〇一四年一一月から二ヵ月後、取材班で過去三年（二〇一二〜二〇一四年）の日本外科学会学術集会の抄録を調べたところ、高難度の腹腔鏡下肝切除とみられる手術について、二九の病院の医師たちが発表をしていた。この時点で保険適用されていた腹腔鏡下肝切除は、小さいがんの部分だけを切り取る「部分切除」と、比較的大きい範囲を切る術式のなかでは容易とされる「外側区域切除」のみで、それ以外の「区域切除」は保険適用外だった。

そこで、これら二九の病院に対し、学会発表で出てくる各症例の手術費用はどのようにしていたのか、というシンプルな質問を投げかけてみた。ルール違反をしていなければ、考えられる選択肢は二つしかない。全額を患者の負担で行う自費診療か、臨床研究として病院が費用を負担するのか、そのいずれかである。群馬大学病院や千葉県がんセンターは、保険適用外とみられる腹腔鏡手術の多くを保険診療として、診療報酬を請求していた。同様に高難度の腹腔鏡下肝切除に挑戦していた他の病院では、どうしていたのだろうか。それを確認してみたいと考えた。

ところが、回答してきた病院は、わずか四施設だけだった。ほかの二五の病院はなしのつぶて。なかには、読売新聞社内の人脈を通じ、「いったい何をしようとしているのか」などと、病院幹部が探りを入れてくるケースもあった。「会って内々に話がしたい」と持ちかけてきた病院幹部もいた。首都圏にある大病院の求めに応じて直接出向き、話を聞いたこともある。

「保険適用外というのは確かにその通りで、部分切除といいながら、実際はもっと踏み込んで区域切除とか、もうちょっと大きいものまでやっていたんですよ。そういう実態が世の中にはありました」

この大病院幹部はそう話し、公式に回答がしにくかった理由を率直に打ち明けた。

「保険請求しなければいいのでしょうが、そのあたりは、たいていの病院はあいまいにやってきたのではないかと思います」

保険適用外の手術でも、保険請求してしまっているのが実際のところで、堂々と回答できなかった、ということのようだった。同席した別の幹部が続けた。

「ほかの病院は、回答してきましたか？　うちだけではなく、答えられないところは、かなりあるんじゃないかなと思いますが。医師の世界は、仲間内という考え方が多分にあるんですよね。どう答えるべきなのか、隣の人はどう考えるのか、すごく気にするものなんですよ」

回答した病院はわずかで、患者の自費診療で行ったと答えた病院もあるにはあったが、「腹腔鏡の部分切除として請求していました」と正直に答えてきたところもあった。

多くの病院がだんまりを決め込んだのは、医師たちが内心は問題を感じながらも何となく続けてきたことだったからではないだろうか。群馬大学病院の第二外科にさえ、問題を感じていた医師たちがいた。教授だった松岡好（仮名）が、肝切除に腹腔鏡を導入してから一年間の手術成績について論文を発表しようとしたとき、「保険適用外の手術であり、投稿は控えるべきだ」と反対した医師がいたのである。それは聞き入れられることなく、論文は発表された。しかも、実際は、その時点で患者四人が死亡していたのに、死亡者は一人しかいなかったかのような、事実と異なる内容だった。前述したように、この論文は一連の問題が最初に明るみに出た二〇一四年一一月、「倫理審査を通していなかった」という理由で、ひっそりと取り下げられている。

ある大学病院の外科医は、群馬大学病院の問題が表面化した後、腹腔鏡下肝切除が「外科のトレンド」として盛り上がっていた数年前の出来事を振り返った。学術集会で、ほかの病院の医師が保険診療ではない高難度手術に挑戦し、「成果」を挙げているのを目の当たりにした若手医師たちから、「うちでもやらせてほしい」と懇願されたことがあったのだという。しかも、費用は保険で請求しても大丈夫だから、と。みんなそうやっているのにやらないのはバカだ、と。

「やりたいなら、患者さんの同意を取って倫理審査を通して、研究費を確保して臨床研究としてやれと言いました。そうでなければ絶対にやってはダメだ、保険で請求するのは間違いだ、と話しました。それでもかなりしつこく言われましたけどね」

若い外科医たちは、高難度の術式をやってのけた「実績」を誇らしげに披露するほかの病院の医師を見て、出遅れてよいのかと焦りを覚えていたのかもしれない。

「どこが何例やったとか、そういう先陣争いがあったんでしょう。うちの病院で腹腔鏡の肝切除を何例やった、などという自慢し合いのようになっていたわけです。確かにそれに負けているとしたら悔しいけど、保険請求できる範囲が決まっているということは、それ以外はダメということなんだから、それで保険請求したら、大変なことになるかもしれない。ただ、肝胆膵の腹腔鏡手術をやっている若手の先生たちの間では、そんな雰囲気があったんですよ」

保険適用外の腹腔鏡手術に対して保険請求をしてもよい、という風潮が、狭い「業界」で当たり前のようになっていた様子がうかがえる。群馬大学病院の問題を報道し始めて四ヵ月余り過ぎた頃、東京都内のある医師から寄せられたメールも、そのことを示す内容だった。

保険請求のときは厚生局に問いあわせて相談したうえ開腹で請求するということは行われています。そんなことも知らないのですか。

腹腔鏡手術では、内臓を取り出すために最後に小さく腹部を切る。「だから開腹と同じだ」という理屈で、開腹手術として診療報酬を請求することを正当化するテクニックのようになっていた面があった。特に、肝臓を組織から外す最初の操作だけ腹腔鏡を使って行い、臓器を切除する際は数センチという小さい切り口から行う腹腔鏡補助下手術の場合、「開腹と同じだ」とみなしている医師が多かった。千葉県がんセンターで問題を起こした茅野も、週刊朝日の取材に対し、「腹腔鏡と開腹で両方あわせて手術していたのです。千葉の保健所に問い合わせて、全部を腹腔鏡でやったら問題だけど、（腹部の）中を見て、転移があるかどうかを見て、最後はおなかを開けて（開腹手術を）したら一応いいだろうと。言質《げんち》はいただいています」（二〇一四年五月二日号）と答えている。

コングレス・バイアス

群馬大学病院の問題が明らかになってまもなく、日本肝胆膵外科学会は、腹腔鏡手術の緊急実態調査を行った。対象は、高度な肝胆膵外科手術を担う「高度技能専門医修練施設」として学会が認定した二一四の病院である。各病院に対し、二〇一一年から二〇一四年までの四年間について、肝胆膵外科の腹腔鏡手術の実施件数、退院することなく術後九〇日以内に死亡した患者数、倫理審査の有無——などを調べた。対象病院の九七％に当たる二〇七病院が回答したが、そのなかには、のちに認定を取り消される群馬大学病院と千葉県がんセンターも含まれていた。調査結果から明らかになったのは、倫理審査がおろそかにされたまま、保険適用外で高難度の腹腔鏡手術が行われていた実態だった。

高難度の腹腔鏡手術を実施するにあたり病院の倫理審査で承認を受けたか、という問いでは、二二二病院（注・同じ病院で複数の診療科が別々に回答した例があるため、対象病院数より回答数が多い）の結果がまとめられた。無回答だった病院を除く一七六病院のうち九七病院が、倫理審査を「全く受けていない」と答えており、五五％を占めていた。「一部受けている」と回答した病院も三七あったので、受けていない例があったのは一七六病院のうちの一三四病院で、倫理審査を通さない高難度手術をしたことのある病院は、実に七六％に上っていたことになる。しかも、無回答だった病院が四六もあった。わざわざ回答を避けるということは、倫理審査を通していないためと考えるのが自然だろう。すべて倫理審査を受けていたと自信を持って回答した病院は、全体の二割にも満たない一九％に過ぎなかった。

この調査によると、腹腔鏡下肝切除は二〇一四年まで毎年増えており、この年は二六七〇件に上っていた。調査対象の四年間で、合わせて八五四五件行われ、このうち保険適用外手術は一五八七件あった。死亡率を見ると、全体で〇・四九％だった。ただ、保険適用外の手術に限ると一・四五％と、保険適用された手術の〇・二七％に比べ五・四倍になっていた。膵切除は、四年間の実施件数は合計二六九七件で、このうち保険適用外は六五一件。死亡率は全体で〇・三三％だが、保険適用外では一・〇八％と、保険適用された手術の〇・一〇％に比べ一〇・八倍。肝切除、膵切除ともに、死亡率は、保険適用外の手術と保険で認められた手術の間に大きな開きがあった。また、肝切除のなかでも、肝臓とともに胆管を切除し、胆管と腸をつなぐ複雑な手技が必要な手術だけに限って死亡率を調べたところ、九・七六％と高い割合になっていた。

開腹手術でも、高難度手術のほうが死亡率はやはり高くなる。ただ、同学会は、保険適用外の腹腔鏡手術は、比較的軽いもの、手術しやすいものを選んで行われているだろうから、「死亡率の差に注意が必要であると思われる」と警告した。死亡率が目立って高かった胆管切除を伴う肝切除では、腹腔鏡手術で行うことは「きわめて慎重であるべきと考えられた」と結論づけた。

千葉大学教授として同学会の理事長を務めていた宮崎勝らが記者会見してこの調査結果を発表し、報道陣を前にこう述べた。

「五〇％以上で倫理審査が行われていなかったことは、学会ではつかんでいませんでした。この結果を認識してもらい、改めて注意喚起したいと考えています。半分が倫理審査を通していないとなると、手術を行ううえでの検証が十分だったのか、という点にも懸念が残ると思います」

保険適用外の高難度手術を実施した「成果」がいくつも学会発表されていることは、勉強熱心で学会によく足を運んでいた外科医は皆、知っていた。そして、疑問に思ってもいたのだ。

「その費用はどうしているのか？」

「研究費でやるならせいぜい年二〜三件が限界。発表した症例すべて研究費でやったとは思えない」

実際に保険適用外の腹腔鏡の肝切除や膵切除を手がけ、保険診療として処理していたというある市中病院の外科医は打ち明けた。

「外科医の間では、すごく適当だったんですよ。保険適用外がどうのこうのって。こんなのどこだっていっぱいやってるよねってあんまり気にしていなかった。うちでは、さすがに死亡例は出ていないけど、腹腔鏡の導入当初はトラブルが多かった。群馬大の件が問題になって、厳しくやらないといけないと意識するようになったんです」

おそらく、この外科医の感覚が特殊なわけではなく、同じような状況にあった医療現場はたくさんあったに違いない。

悪気もなくトレンドに乗っていた者もいる一方で、「これは正しいことなのか」と疑問に思っていた者も多かった。数年にわたり、肝胆膵外科の「業界」でくすぶっていた懸案は、千葉県がんセンター、そして群馬大学病院と、大病院で相次いだ死亡事故の発覚により、ようやく解決の糸口を見つけた。

二〇一五年四月に名古屋市で開かれた日本外科学会学術集会のあるセミナーで、東邦大学教授として腹腔鏡下肝切除の普及を牽引してきた金子はこう語っている。

「これまで、パブリケーション・バイアスならぬ、コングレス・バイアスとも言うべき事態があったのではないでしょうか。私たちは、そのことを反省しなければならないと思っています」

パブリケーション・バイアス（出版バイアス）とは、研究者にとって都合の悪い情報は論文として雑誌などで発表されにくい一方、都合のよい情報は発表されやすいという偏りが生じることを意味する。そのことを「コングレス」、つまり学会に置き換えてみたのだろう。学会の場で、腹腔鏡を使った高難度手術の成功例の発表ばかりが目を引き、画期的な華々しい面が独り歩きして、注意すべき点が見失われていたところがあったのではないか。

第8章

先端医療の落とし穴

新技術導入の盲点

外科の新しい技術が導入されるとき、その手順はどうあるべきかという標準的な道筋はなく、極めてあいまいだった。腹腔鏡手術も、それぞれの医師なり、診療科なりが思い思いの判断で症例を重ね、経験的に何とか問題なくできそうだ、とみられるようになると、外科医の団体が厚生労働省に要望を出し、公的な保険の適用を認めてもらうという流れだ。

これが新しい薬であれば、手順ははっきりしている。新薬が開発され動物実験などを経て臨床試験に進むと、実際に患者に投与する病院は院内の臨床試験審査委員会（ＩＲＢ）で倫理面などに問題がないか審査を受ける。そのうえで段階ごとの臨床試験を重ねてデータを集め、一定の有効性や安全性が確認できたら、医薬品医療機器総合機構（ＰＭＤＡ）に申請し、国の審議会を通過して厚生労働大臣から承認を受ければ、保険診療として実用化されるに至る。

これに対し、外科の新しい技術の場合、関連学会が保険診療として認めてほしい術式などを「外科系学会社会保険委員会連合（外保連）」という外科医の団体を通じて要望し、それが認められれば保険適用され、その医療の値段である診療報酬点数が決まる。

学会の要望は、ある程度の実績データを踏まえたうえで行うのだが、標準治療として、有効性も安全性も問題ないというだけのレベルの高い科学的根拠があるのかというと、実際は心もとない。新しい手術の有効性や安全性については、薬のように偏りの少ない比較試験などの方法で証明するのは難しいと考えられていることが背景にある。

新しい手術をした患者と旧来の手術をした患者で死亡率や合併症の発生率に差があるかどうか、また、がんの切除であれば五年生存率に差があるかどうかといったことを調べるには、通常考えて大きな手間やコスト、時間がかかる。治療成績は外科医個々の技量にも影響を受ける可能性がある。そのため、現実的には徹底して公平な条件で比較試験を行うのは薬以上に困難で、経験的に見た評価を有効性や安全性の目安とするしかない場合が多い、というのだ。

そもそも、新しい技術と言っても、どこまでが日常診療の延長でできる手技の工夫と言える範囲で、どこからが新規の術式に当たるのか、明確な線引きはしにくいという難しさもある。こうした事情から、保険診療になる前にまずはそれぞれの現場で独自に試みられ、症例が重ねられると保険適用され普及に至るという流れがあった。その間の実践は正式な臨床研究とされる場合もあればそうでない場合もあったが、そのことは特に問題視されてこなかった。

腹腔鏡の肝切除を例にとると、二〇一〇年四月に初めて保険適用された当初、導入してもよい医療機関の条件として、すでに腹腔鏡の肝切除を一〇例経験していること、という施設基準が設けられた。保険診療でなかった腹腔鏡下肝切除をすでに経験していることが、保険診療として行うことが認められる医療機関の前提条件でありながら、その一〇例をどのような方法でやってきたかということは明示されているわけではなく、問われることもなかった。

なかには、一〇例すべて臨床研究として手続きをとり病院が費用を負担して経験を積んだうえで保険診療として実施する申請をした、と明言する病院もあるが、実際すべてがそうというわけではなさそうだ。

ある消化器外科医は打ち明ける。

「多くの病院では、保険の範囲の手術ということにしてあいまいにやってきたのではないでしょうか。プロセスや手続きが明確でなかったことは事実です。外科医に、少し甘えがあったのかもしれないと思っています」

群馬大学病院の件が明らかになってから、新しい技術が導入されるまでのプロセスとして、標準的なあり方が定まらないあいまいなままではまずいのではないか、という意識が医療現場に広まった。高難度の腹腔鏡下肝切除に対し、各病院は一気に慎重姿勢に転じた。

日本最大のがん専門病院であるがん研有明病院は二〇一五年七月、群馬大学病院などで起きた手術死が社会問題になったのを受け、腹腔鏡下肝切除をテーマに記者懇談会を開いた。その現状と今後の課題について講演したのは、当時、ここで肝胆膵外科部長を務め、のちに順天堂大学教授に転じる齋浦《さいうら》明夫だった。講演後の質疑応答の機会に、齋浦に対し、質問を投げかけた。

――群馬大学病院などで、保険適用外の、まだ安全性や有効性が確認されていない高難度の腹腔鏡手術が倫理審査を通さずに行われていたことが問題になりましたが、そういう手術をする場合、どのような手順で行うのが適切でしょうか。

「倫理委員会を通して、研究計画書を出して、保険外診療として行うというのが、いまのあるべき方法だと思います。ただし、この五年、一〇年で状況は大きく変わってきています。四～五年前まで、こういう議論はほとんどなくて、『やった者勝ち』という感じがありました。一方で、数十年前にさかのぼると、いろいろな新しい治療が、全く倫理審査など通さずにやられるのが普通だった。こういった事故などを経験して、医療現場も変わってきたのだと思います」

――なぜ多くの病院で、そういう手順を踏まずに、新しい技術が導入されていたのでしょうか。

「明確な基準がなかったからだと思います。三年ほど前には、まだこういう議論は煮詰まっていなかった。ある程度、患者さんに説明すればいいとか、そんな空気感があったと思います。その辺が、この一～二年で、がらりと変わったのです。そういうことが繰り返されたのは、指針がなかったからです。ある程度、はっきり指針を決めておくことが大事だと思います」

繰り返される医療事故の歴史

これまで、新しい腹腔鏡手術の導入をめぐって問題が起きたのは、肝切除や膵切除だけではない。過去に他の領域でも、同じような歴史が繰り返されてきた。

記者懇談会が開かれたとき、がん研有明病院の病院長に就任したばかりだった山口俊晴は、腹腔鏡手術の歴史を振り返った。山口は、胃外科の分野で腹腔鏡手術の普及に尽力してきたことで知られる。講演した齋浦が質疑に答えた後、病院長自ら補足説明を申し出て語ったものだ。

「腹腔鏡の手術で一番痛い目に遭ったのは、胆嚢摘出手術です。保険適用されていないうちにやっていた施設に診療報酬の返還命令が出て、手術費用を全部返せということになった。それで一時ストップしたんです。その当時の外科医の常識というのは、便利なものは使おう、というものでした。そのことがあって、腹腔鏡手術はストップしてしまった。その後、非常に慎重になって、腹腔鏡を使う手術というのは、やはり新しい手術なので、すべて安全性の担保、比較試験を十分に行ったうえでやるということで一斉にストップがかかったのです。腹腔鏡でやるということだけで、新しいことは簡単にやってはいけないということになったのです」

一九九〇年、日本で最初に行われた腹腔鏡手術は、胆嚢摘出手術だった。いまでこそ、肝胆膵外科の領域で唯一、腹腔鏡手術で行うのが一般化しているが、当時は新しい技術だった。その頃、腹腔鏡手術に習熟していない医師が手がけたことで患者の死亡事故が起き、大きな問題になった。このことにより、日本では腹腔鏡手術の進展が滞ったという。医療事故が、技術の進展を遅らせることになった典型例ということなのだろう。

しかし、事例はそれだけにとどまらなかった。一九九〇年代前半には、今度は大腸の腹腔鏡手術をめぐって、これと似た事態が起こった。当時の新聞記事を見ると、兵庫医科大学病院で行われた大腸の腹腔鏡手術の後に患者が死亡した例がある。遺族が裁判を起こしたのをきっかけに、保険適用外の腹腔鏡手術を行い、それに対して診療報酬を請求していたことが発覚した。このことで診療報酬は返還させられ、関係した医師が処分されたという続報記事もあった。

二〇〇〇年代に入ると、前立腺がんの腹腔鏡手術による死亡事故が刑事事件に発展した。すでに触れた慈恵医大青戸病院事件である。これ以後、腹腔鏡手術の技術認定制度が創設されたことも前述した通りだが、その後また、肝胆膵外科の腹腔鏡手術で、千葉県がんセンターや群馬大学病院の死亡事故が起きた。

類似する医療事故の歴史が繰り返されてきたのは皮肉なことだ。何度も痛みを経験し、その度に学ぶことがあったはずだが、患者にしわ寄せが及ぶことのない、有効な再発防止策はなかったのだろうか。その度に、患者の犠牲がついて回ってきた。今度こそ、本当に患者を守る対策を講じることはできないか。

千葉県がんセンターの死亡事故を検証する第三者委員会で、会長を務めた大阪大学名誉教授で公衆衛生が専門の医師である多田羅《たたら》浩三は、厚生労働省の「ハンセン病問題再発防止検討会」の座長も務めた、患者の権利に詳しい論客だが、彼がこの調査を指揮して実感したのは、「インフォームド・コンセントがいかに丁寧に行われても、それだけで患者は守れない」ということだった。多田羅は力説する。

「患者と医師は決して対等になることはありません。なぜなら、病気を治してほしいと切望する患者は、医師にすがるような必死の思いでいる。医師が熱心に説明すればするほど、患者は『お願いします』と言うしかなくなり、医師が勧める選択肢に誘導される。その力関係は非常にはっきりしている。だから結果的に、患者はリスクを押しつけられることになりかねないのです」

なるほど、群馬大学病院で手術を受けた患者に対して行われたインフォームド・コンセントが、多田羅の指摘そのままの歪んだ形になっていたことは、遺族の証言により裏付けられている。

多田羅が示す解決のための処方箋はこうだ。

そもそも弱い立場にある患者を守るには、そのための社会的仕組みを構築する必要がある。つまり、患者の権利を明確化する「患者権利法」のような法律を制定することが理想だという。ただ、それでは実現までに時間がかかりそうなので、まずは「セカンド・オピニオン」を制度化してはどうか、と。主治医以外の医師に「第二の意見」を求め、治療を選択するための判断材料にするセカンド・オピニオンは、徐々に一般的に知られるようになってきているが、まだ「当たり前」というほどには普及していない。セカンド・オピニオンが気軽に活用されるようになれば、もし仮に主治医が不十分な説明のまま新しい手術を試みようとしていたとしても、第三者の医師が問題に気づくということもあるだろう。患者が自らを守る方策の一つになりうる。

多田羅はいまの医療のあり方を、このようなたとえで表現した。

「かつての医療は、頂を仰ぎながら山道を登っていくようなものでした。しかし、現代の医療は高度に進歩していて、登り詰めて稜線を歩くのに似ています。山道なら転んでも取り返しがつきますが、稜線から転げ落ちれば最悪の結果につながってしまう。いま、医師はそれを十分に認識し、技術を磨きつつ患者と認識を共有して、困難を一緒に乗り越えていく時代になったのです」

保険のグレーゾーン

医療現場で、保険適用外の新しい術式が、明確なルールもなく、あいまいなプロセスでなし崩し的に試みられることを可能にしたのは、手順に関する基準や指針がなかったということもさることながら、保険診療として診療報酬を請求することが事実上できてしまうという、保険請求における「グレーゾーン」の存在を抜きにして語れない。それが、腹腔鏡手術に関する一連の問題の発生と継続を許した温床とも言える。群馬大学病院や千葉県がんセンターのケースでは、保険適用外の肝切除や膵切除に診療報酬が請求されていたが、同様に高難度の腹腔鏡手術を手がけていた他の医療機関でも、同じことをしていたところは多いとみられる。

保険適用された術式以外に保険請求を認めるということは、通常でも行われている。診療は必ずしも型通りに進むわけではなく、保険適用された治療方法に必ずしもぴったり当てはまらなかったとしても、それに「近似する」と見なされるケースもあるのだ。その場合、地方厚生局の都道府県事務所に「疑義照会」と呼ばれる問い合わせをし、許可を得る必要がある。肝胆膵外科の腹腔鏡手術で横行していたといわれる保険適用外の術式に対する保険請求は、厚生局に連絡などせずこっそり行われていたものが多かったとみられるが、なかには、どうやら疑義照会をして認められたうえで堂々と請求したものもあったようだ。

実際、群馬大学病院の場合がそうだった。

群馬大学病院から請求された保険適用外の腹腔鏡下肝切除手術の一部は、少なくとも病院側は、関東信越厚生局群馬事務所に「許可された」との認識のもと、請求を行っていたことが上田委員会の調査からわかっている。このことは、取材班でも二〇一五年一月に、過去の疑義照会のやりとりを記した文書を情報公開請求して確認していた。

ただ、病院側は、その点を自ら積極的に主張することは決してなかった。「厚生労働省に責任の一端がある」と言っているのに等しいため、気兼ねしていたに違いない。しかし、厚生労働省の顔色をうかがう群馬大学病院の忖度《そんたく》を知ってか知らずか、上田委員会の調査報告書には、この事実が盛り込まれた。一連の手術死を検証するうえで、避けて通れない問題であることは間違いないが、深刻な医療事故を繰り返し、厚生労働省に負い目のある病院が院内で設けた調査委員会がこのことに触れるのはさすがに難しかったのか、二〇一五年三月発表の最初の報告書には見あたらなかった。外部の第三者のみからなる上田委員会の調査報告書は、倫理審査など必要な手続きもなく保険適用外の術式が広く行われる状況を生んだ理由として、次のように指摘している。

我が国において保険適用外診療に対する病院の方針が徹底されておらず、審査体制も不十分で、現実的に多くのグレーゾーンが存在していること、また、日常診療においても安全性が確認されていない医療行為が少なからず行われており、患者の費用負担を軽減するという名目の下、実態と異なる〝保険病名〟で請求するといった抜け道的行為が常態化していること、そのため、これらの倫理的手続きをどの程度、真剣に遵守しなくてはならないのかという認識が医師の間でばらついていることなどが挙げられる。これは、わが国の医療現場や保険診療システムが抱えていた積年の課題が顕在化したものと指摘できる。

群馬大学病院第二外科では、腹腔鏡下肝切除を導入した二〇一〇年一二月から、保険適用外とみられる手術を計五八件行っていた。このうち七件は、他大学との共同研究として、正規の先進医療の枠組みで行い、費用は、六件を先進医療として請求、一件を校費で賄った。病院が校費から負担したのは、先進医療の共同研究であったこの一件を含め計一七件、保険請求したのは三五件だった。

上田委員会のヒアリングに対し、執刀医の早瀬稔（仮名）は以下のように話していたことが、調査報告書に記されている。

A医師は、導入当初は腹腔鏡補助下手術であり、主たる部分は開腹での手術手技であるとの認識で、診療報酬は「開腹手術」として請求していたと述べている。その理由としては、同様の手術を実施していた他施設にも相談したが、「厳密には微妙な部分もあるが、開腹で請求している」という回答があったためとしている。しかし、途中で「本当に開腹での請求で大丈夫か」という意見が科内で出てきたため、P教授が、事務に相談し、一旦は保険請求をしない校費負担の扱いとした。以降、校費負担として17例の手術が行われ、腹腔鏡下死亡8事例中1事例は、校費負担であった。

2013年10月、校費負担が嵩《かさ》むことから、医療サービス課（現医事課）が厚生労働省関東信越厚生局群馬事務所の担当部署に、内側区域、右葉（前区域・後区域）の腹腔鏡下肝切除については保険請求に該当する術式がないことを問い合わせたところ、肝部分切除術として保険請求してよい、との回答を得た。そのため、以後は肝部分切除術として保険請求していたという。

取材班が、群馬大学病院と関東信越厚生局群馬事務所に情報公開請求し、二〇一五年一月に開示された文書には、一連のやりとりを示す内容が記されていた。群馬大学病院は、腹腔鏡下肝切除に関し、二度にわたり疑義照会をしている。一度目は二〇一三年六月。病院側が残していた質問票には、次のように書かれていた。

質問　腹腔鏡下にて肝左葉切除を実施した場合の請求方法について、お伺いいたします。腹腔鏡下肝切除術・外側区域切除はありますが、外側区域はS1～S3（ママ）であり、S1～S4（ママ）の左葉を腹腔鏡下で切除した場合、どのような術式で請求したらよろしいでしょうか。

回答　保険適応外とのこと。

ここで出てきた「S」とは、「Segment」の頭文字である。肝臓は、主要な血管に沿って前区域、後区域、内側区域、外側区域、尾状葉の五つの領域に分けられる。このうち、前区域、後区域、外側区域をさらに上下に分け、合計八つに区分された範囲はS1～S8と呼ばれる。肝切除は、この区分に沿って行われる。

この質問票と同じものが、関東信越厚生局群馬事務所にもあった。そこには病院側の文書にある「回答」の部分はないが、ファックスで送られてきた質問票を見ながら、担当者が電話で応対し、その際に走り書きしたものとみられる赤いボールペンの文字が残っていた。

「S1～S4　↓　部分切除でないならば保険外」

「左葉を腹腔鏡下で切除した場合は保険適応外である」

この回答には、事務方の担当者名と、保険指導医にも確認済みであることが記されていた。保険指導医は、医療機関からの疑義照会の際にアドバイスしたり、医師として監査に同行したりする地方厚生局の非常勤職員である。医師の資格を持たない事務官を医療の専門家としてサポートする目的で配置されている。

二度目の疑義照会は、二〇一三年一〇月に行われた。「開腹手術として請求していいのか」と院内で疑問の声があがり、一度目の疑義照会をしたが認められずに終わった後、群馬大学病院は保険適用外の腹腔鏡下肝切除の費用を校費から支出していたが、負担が重いため、再度、問い合わせを試みたのである。

質問事項　以下の手術を実施した場合、準用できる保険診療報酬点数があるかご教示いただけますでしょうか。

内側区域、右葉（前区域・後区域）の腹腔鏡下肝切除を実施する。

回答　内側区域、右葉（前区域・後区域）も部分と解釈できるので、内側区域、右葉（前区域・後区域）の腹腔鏡下肝切除を実施した場合、「腹腔鏡下肝切除術　部分切除」で算定してください。ただし、本省の指導で疑義がでるかもしれないが、その時は調整させていただく。

厚生局側に残る文書には、やはり同じ質問票に、病院側の文書にある「回答」の部分がない代わり、一言だけ走り書きがしてあった。

「不可ｏｒ部分切除」

これだけでは、群馬大学病院の保存文書にあるような許可が本当に出たのかどうかはわからない。厚生局側の文書には、これ以外には回答の日付と、回答者の医師名が書かれていただけだった。この書き方だと、症例によっては請求できないが、部分切除で請求してよい場合もある、というふうにも読めるが、はっきりしない。

この点については、厚生労働省の保険局医療課医療指導監査室も、関東信越厚生局群馬事務所も、「このような請求を許可するはずがない」などと主張し、群馬大学病院の文書に残っている内容について、頑として否定した。この回答をした保険指導医にも直接、事実関係を質《ただ》したが、答えは同様だった。この保険指導医は内科医だった。話のなかで、肝切除の術式について、必ずしも精通しているように感じられない発言もあり、医師とはいえ専門が違えば、このような判断を任されるのは無理があるのではないか、と考えざるを得なかった。

群馬大学病院のほうは、少なくとも一部は疑義照会で許可されたうえでの請求だったと考えていたので、事務方を中心に、関係者は内心では不服を感じていたことだろう。関係者の一人は、このように語っている。

「仮に、私たちがいくら、そちらが許可したんじゃないですかと主張したとしても、証拠がない。質問は文書で出させられるんですけど、回答は必ず電話ですから。『そちらの勘違いでしょ』と言われれば、どうしようもないんですよ」

ある別の大学病院関係者も、こう語っていた。

「保険の疑義照会というのは、そもそもグレー。だから、役所側が、回答に齟齬があって も問題にならないように、あえて電話で答えるようにしているんですよ。そもそも、それほどよく吟味して回答しているとも思えない。『専門の先生が近似した術式だと言っているんなら、そうなんじゃないですか』というような答え方が常套句《じょうとうく》です。責任を回避する対策だけはしっかりしているということなんでしょう」

厚生労働省は、肝胆膵外科の腹腔鏡手術で、保険適用外の術式に診療報酬が請求されていることに対し、千葉県がんセンターや群馬大学病院は別として、ほかの病院も含めた全国的な監査は行わなかった。明らかに意図的な不正とは違って、悪質性の高いものではないという判断なのだという。あまりにも影響が大き過ぎ、医療現場の反発が強いということへの配慮もあったのだろうが、あいまいなグレーゾーンを放置してきたという点で、監督官庁としては後ろめたい部分もあったのかもしれない。それだけでなく、このあいまいな現状を改善しようという動きも見られなかった。

上田委員会は調査報告書に、厚生労働省への要望を盛り込んだ。

保険診療への疑義照会があった場合、電話による回答では双方の理解に齟齬が生じる恐れがある。そのため、特に侵襲性が高い症例、複雑な症例については、保険診療の適否や適用の範囲が医療現場に明確になるように理由を付して書面で回答することが望ましい。

安全を守る「四つの手続き」

新しい医療技術を導入するときに、倫理審査を通すべきである、という認識は、群馬大学病院で多くの腹腔鏡下肝切除を執刀した早瀬の念頭にはまったくなかったようだ。千葉県がんセンターの茅野敦（仮名）も同様である。それだけでなく、多くの外科医にそのような意識はなく、医師や診療科といった限られたメンバーだけの判断で実行されているのが、医療現場の実情だった。

上田委員会の調査報告書によると、群馬大学病院では、二〇〇四年に臨床試験審査委員会（ＩＲＢ）のルールが作られた。保険適用外の腹腔鏡手術で死亡が相次いだことが明るみに出た直後の記者会見で、病院長の野島美久らは、一連の手術は、事前にこのＩＲＢの承認を受けるべきものだったと説明した。ただ、このＩＲＢは、新薬の臨床試験について審査されるのが主だった。早瀬たちが手がけた保険適用外の腹腔鏡下肝切除五八例のなかでも、岩手医大を中心とした共同研究の一環で行われた七例については、ＩＲＢの審査を受け、承認されたうえで行われている。

しかし、その他五一例については、ＩＲＢにかけていなかった。このことに対しては、上田委員会のヒアリングで、早瀬も松岡も、当時は院内でもそのようなルールは周知されておらず、自分たちもＩＲＢの承認を得なければならないとは考えていなかった、と釈明している。

民間の有名病院に勤務するある医師から、参考になる話を聞いた。

この医師は五年にわたり海外で活動し、外国での診療を経験したうえで帰国してから感じた日本の医療の問題点についてこう語っている。

「日本は、医師の裁量権が大きいんです。医者が、『これちょっとやってみようかな』『よさそうな論文が出ていたな』ということがあると、すぐ患者で試せるんですよ。『これを試してみたらよかった』とか、気軽に言う人は多いですよ。日本は、二一世紀の臨床医学で標準的に行われているような安全性評価や有効性評価ではなくて、目の前の患者で試してしまうんです。『このステップがないと医学の進歩がない』という人がいるけど、それは間違っている。本来はきちんと臨床研究として手続きをして倫理委員会を通さないといけないし、保険診療のお金を使うなんてもってのほかで、臨床研究のためのお金をちゃんと集めてやらないといけない。それは当然のことです。そういうステップを踏んで初めて試せるのであって、医者の裁量だけで目の前の患者に新しい治療が試せるというのは、世界的にも奇異なことなんですよ」

群馬大学病院には、保険適用外の手術を行う場合、医療費を病院の校費で負担する制度があり、教授が申請して所定の手続きをすれば、特段の審査もなく校費が支出されていたという。大学病院が保険適用外の手術ができるよう費用負担までしているのに、倫理審査を明確な条件にしていなかったことも不可解だ。申請があれば、診療科が保険適用外の手術をするつもりであることは、病院当局の知るところとなっていたはずなのではないだろうか。漫然と校費を支出していながら、倫理審査は、「医師がきちんと申請してくれないと、病院は把握できない」（二〇一四年一一月、群馬大学病院の記者会見）とは、どうしたことだろう。

先進医療として行った岩手医大などとの共同研究には倫理審査を受けるが、それ以外の保険適用外の腹腔鏡下肝切除は、医師の独自判断で行っているという矛盾も生じていた。上田委員会の報告書によると、刑法で医療行為に違法性がないとされるのは三つの要件を満たす場合とされている。要件とは、①医学的適応があること、②医療行為として確立したものであり、手段の相当性が認められること、③患者の承諾があること、である。保険適用外の手術は、②を満たさない可能性が高いため、倫理委員会の承認が必要だという。

そのうえで、安全性が確認されていない医療行為を行う場合、当時としても、以下の四つの手続きが必要であったと調査報告書は指摘した。

（ア）医学的必要性の確認：なぜその治療が必要なのか、なぜ通常の医療行為を選択しないのかについて、事前に客観的に検証しておく必要がある。特に、保険適用外の医療行為については、倫理委員会など、客観的な審議の場で審査を受けることが求められる。

（イ）患者への適切な説明と患者による選択：安全性の確認されていない医療行為を行う場合には、まず患者に「安全性が確認されていない」旨を正確に説明する必要がある。その上で、医師がその医療行為を必要と考える理由を患者側に伝え、患者側がそれに同意し選択した場合にのみ実施されるべきである。説明は誘導的であってはならず、この治療と代替治療との利害得失を具体的に提示することが求められる。倫理審査を受ければこの点も点検されることになる。

（ウ）モニタリング体制の強化：安全性が確認されていない医療行為を行う場合、医師はそのことについて医療チーム内で共有し、通常以上のモニタリング体制を敷かねばならない。合併症や有害事象が生じた場合は、原因究明の症例検討会などで検討を行うことが必要である。同時に、倫理委員会にも報告し治療継続の可否について客観的判断を仰ぐことも重要となる。

（エ）診療録への記載：上記（ア）〜（ウ）について、診療録に過不足なく記載し、判断過程についても後に検証できるようにしておく必要がある。

これは、二〇一五年四月に読売新聞に掲載されたインタビュー記事で、調査委員の一人である名古屋大学病院医療の質・安全管理部長の長尾能雅が主張したことと同じだった。その際、長尾は次のようにも語っていた。

私は10年前、本格的に医療安全を担当するようになったが、当時、勤務していた京大病院で、ある外科医に言われた言葉が今も耳に残っている。「医療安全管理は先進医療の進歩を止める」という言葉だ。誰よりも早く新しい医療を展開するのが先進医療の使命で、医療安全のために面倒な手続きをしていたら競争に負けてしまうではないか、ということだった。

しかし、それは間違っている。医療安全の手続きを軽視したがゆえに重大な事故が起き、結局、そのことで先進医療の中断を余儀なくされてしまう経験を、医療界は何度もしてきた。群馬大病院でもそうだ。しかも今回の出来事は、腹腔鏡手術自体の新しい展開を遅らせてしまった可能性がある。

こういう痛みを経験してわかるのは、医療安全上、必要な手続きを面倒なことではなく、技術を支える重要な業務と認識できてこそ、先進医療に着手し、成功させることができるということだ。医療現場がそう考え方を転換しない限り、事故は繰り返され、それ自体が新しい医療の発展を妨げてしまう。

医療安全や倫理の手続きには半ば目をつぶってでも、新しい医療に挑むことが称賛された時代もあった。残念ながら、今でも意識を転換できていない医療現場は数多く残っている。今回の出来事を契機に、医療界は改革に着手する必要がある。

（二〇一五年四月一日　読売新聞朝刊解説面「論点スペシャル」より抜粋）

終章

「完全なる変容」目指して

ミス防止から質の向上へ

群馬大学病院での出来事が社会問題になって、医療現場には変化がもたらされた。それまで、手術後に患者が死亡しても、「やむを得ない合併症」として、特段かえりみられないケースは少なくなかった。

医療には不確実な面があり、ベストを尽くしたとしても不幸にして患者が亡くなることはあるもので、そのリスクをゼロにはできない。医療も、万能でない人間のすることである以上、これは避けて通れない現実に違いない。しかし、その厳しい現実の陰に、やり方次第で最悪の結果を避けられたはずのケースまでが紛れ込んでしまうことがある。

実際に、群馬大学病院で当事者となった医師たちは、患者の死亡が度重なっても、「やむを得ない合併症だった」と主張し、問題にされること自体に不本意な様子だったという。過去にも同様のことが、現場の医師による裁量の範囲でやり過ごされてきたためだろう。しかし、一連の問題を通じて、そうした素通りされやすい例をもすくいあげ、必要に応じて詳しく検証することが、医療の安全性や質を向上させるうえで重要であるということが、これまでになく強く意識されるようになった。

厚生労働省は、高度な医療を手がける大学病院や国立がん研究センターなど全国八〇余りの大病院を「特定機能病院」に承認し、診療報酬を手厚くして優遇しているが、群馬大学病院の問題をきっかけに、承認する病院の備えるべき条件のうち、医療安全対策に関する事項をより厳格化した。新しい技術を一部の医師や診療科の独断で導入しないよう、妥当性を審査する組織を院内に設けることなど、さまざまな条件が追加されたが、そのなかには、手術後に退院することなく亡くなった患者の全例を病院長や医療安全管理部門に報告することを義務づけるという条件も盛り込まれた。これが徹底されれば、たとえ現場の診療科が「やむを得ない合併症による死亡」としていても、客観的な立場から見れば詳しく検証すべきだと判断される可能性もある。

医療事故の取材をするなかでも、「やむを得ない合併症による死亡で、避けられないものだった」という弁明をしばしば耳にしてきた。そもそも、過去に社会問題になった医療事故は、患者の取り違えや薬の誤投与など、ミスが明らかなケースが目立つ。医療ミスであることが明白でなければ、なかなか問題として表面化しにくい面があったのではないだろうか。

確かに、精一杯の診療をしても、避けがたい合併症というものは現実にあるに違いない。ただ、なかには、それに乗じて拡大解釈をしているのではないか、と思えてならないこともあるのに、その判断は医師の裁量の範囲にあり、素人には、腑に落ちないことがあったとしても、どうすることもできない領域に見えた。専門性の高い分野では、素人は言うに及ばず、医師であっても専門外の人からはうかがい知れない一種の聖域となっていた。

しかし、この「聖域」を病院として真摯に見直そうと、以前から具体的な対策を講じていた国立大学病院も存在する。三重大学病院では二〇〇六年から、退院することなく死亡した患者全員分のカルテをチェックし、その結果、必要と判断されれば詳しく検証するという独自の取り組みをしてきた。病院長の肝いりで始まり、医療安全を担当する医師らが、平均して週六〜七人になる在院死亡例のカルテに目を通し、診療に疑問点はないか検討している。血液内科医から医療安全の専門家に転身した兼児《かねこ》敏浩が中心になって進めているものだ。

兼児によると、この仕組みを導入した当初は、診療現場のメンバーも慣れていないだけに、チェックするほうもされるほうも、互いに相当な苦労があったようだ。同じ病院に勤務する医師とはいえ、各診療科にとって、医療安全の担当者は「よそ者」と言ってもいい。専門分野については自分たちが一番よく知っているというプライドもある。

なかには、自分たちの領域に部外者が立ち入るかのように感じ、不快感を隠さない者もいた。導入したばかりの頃は、事実関係を調べようとすると、現場の反発を受けることもあったという。

「人の家に土足で踏みこんでくるのか」

チェックされるほうは、まさにそんな気持ちだった。しかし、二〜三年続けると、その利点は現場にも徐々に理解されるようになっていった。死亡例のなかに検証すべき問題があるとわかれば、関係する診療科が一堂に会して知恵を出し合う。それまで診療科と診療科の間には垣根があってやりにくかったことがスムーズにできるようになり、情報の共有がしやすくなった。

三重大学病院で二〇〇六年から八年間に、退院することなく病院で死亡した患者一八五六人分の症例を精査した結果、一三一例の診療経過に何らかの疑問点が見つかり、このうち二一例は事故調査委員会を設置して本格的な調査の対象となった。残りの一一〇例は、関係した診療科の医師や看護師らに面談して医学的に検証し、今後の診療のために改善すべき点がないかを検討した。

群馬大学病院では、手術死の続発が明らかになり、病院を挙げて改革することを表明した後でさえ、陰では関係者から、こんな声が聞かれたものだ。

「群大病院は地域医療の『最後の砦』。手術死の続発は、難しい症例を多く診ているからこそ起こった問題でもある。体制が不十分なのに手術するなと言われれば止めるのは簡単ですが、その後、誰が重症例を引き受けるんですか」

「群大という『最後の砦』で診療を受けてダメだったのなら、患者さんの遺族のほうも、それを受け入れるということが必要なのではないですか」

一連の事態は「やむを得ないことだった」と考えたい心理が透けて見える。

そんな感覚について、日本外科学会による死亡例の検証に携わった医師の一人は、こう批判していた。

「『最後の砦』とか患者の希望とかいうことで正当化して、本来やってはいけない手術まで『やるしかない』という考えは、間違っているのではないか」

だが、当の群馬大学病院には、なかなか意識を変えられないでいる関係者がいるように思えてならなかった。

三重大学病院は、大都市の名古屋まで電車で一時間ほどの津市に立地する六八五床の国立大学病院である。地方大学の例に漏れず、若い医師や看護師といった医療従事者は都会に流れ、一貫して深刻な人材不足に悩まされてきた。それでも、県内唯一の大学病院であり特定機能病院として、重症患者の診療を担う「最後の砦」の役割を期待されている。その置かれた状況は、群馬大学病院と共通する。厳しい条件下にあっても、診療の質を向上させるための実践は可能だということを、この事例が教えてくれている。

三重大学の兼児は、全死亡例チェックを導入してから、医療安全担当者の研修などで講演する機会があれば、折に触れ、その意義を語ってきたという。どこの病院も、入院患者の平均在院日数やベッドの稼働率をひどく気にする。その反面、たとえば先月、自分の病院で患者が何人亡くなったのかということに関心を持つことはあまりない。けれども、「本来は、死亡例ほど病院にとって重要な情報はないんですよ」と。

しかし、同様の取り組みに挑戦する大学病院は、ほかにはなかなか出てこなかった。関心を寄せた医療安全担当者が、兼児に具体的な手法を問い合わせてきたこともいくつかあるにはあったが、後になって、「うちの病院では無理」という報告を聞くことになったという。現場の不安や反発を乗り越えることができなかったのだろう。

「群馬大学病院の問題をきっかけに、大きく流れが変わったと思います。これからは、医療ミスの防止にとどまらず、いかに診療の質を向上させるかが問われることになるでしょう。日本の医療安全は、新しい時代に入りました」

医学界の自浄努力

医学界も再発防止の対策に着手している。

日本肝胆膵外科学会と肝臓内視鏡外科研究会は二〇一五年一一月、腹腔鏡下肝切除の全例登録制度を導入したと発表した。この制度は、肝胆膵領域の高度な医療を担う医療機関として学会が認定した病院が主な対象で、それらの病院で行う腹腔鏡下肝切除の症例をすべて、事前に学会が設けたデータベースに登録するというものだ。

登録は手術の前に行い、患者の年齢、性別、腫瘍の個数や大きさといった病気の状態、切除する範囲、それに、倫理審査の有無、医療費は保険か研究費かといった費用の取り扱いなども書き込む。手術の直後には、手術時間、出血量など、手術の実際の状況を入力する。その後、合併症や患者の死亡、再入院といったことが起これば、その情報も加える。集まったデータは三ヵ月ごとに学会がチェックして問題があれば調査し、該当する病院を指導する。高度で先進的な医療が安全に行われているかどうか、学会としても全国の状況を把握し、チェックして、安全性を向上させると同時に信頼回復に努め、さらに蓄積されたデータは全体を分析して、のちの研究に生かすことを狙いとしている。

高度な肝胆膵外科手術の多くは学会の認定施設で行われているとみられるため、この登録制度によりかなりの症例をカバーすることができると学会側は考えている。学会の認定施設以外でも同様の手術をしようと思えばできるし、実際に行われてもいるだろうが、この登録制度ではそこまで網羅《もうら》しきれない。

完璧でないとはいえ、この仕組みによって登録された情報を手がかりにすれば、問題を見つけやすくなることは確かだ。

こうした学会としての取り組みをアピールすることは、腹腔鏡下肝切除の保険適用を高難度の術式に拡大することを悲願としていた肝臓内視鏡外科研究会にとって、どうしても必要なことだったに違いない。

研究会のウェブサイトによると、この制度によって二〇一五年一〇月から二〇一七年六月までに登録された二九一施設二九二六の症例の術後九〇日以内の死亡率は全体で〇・二一%、高難度の術式に限ると〇・九四%だった。

肝胆膵外科の腹腔鏡手術は、二〇一〇年に比較的難易度の低い一部の術式のみ公的な医療保険の対象になった。診療報酬は二年に一度改定され、新しい術式が保険適用されるかどうかもこの時に決まる。肝胆膵の高難度腹腔鏡手術に保険適用を求める要望は二〇一四年の改定時にも関係学会から出されていたが、事故例の報告があったことなどから時期尚早とみなされた。千葉県がんセンターと群馬大学病院の事故が次々に発覚したのは、そのすぐ後である。

二〇一六年の改定に向けても、適用拡大の要望は再び出てはいたが、重大事故が社会問題になったばかりの時期だっただけに、学会関係者の間でも、「今回は見送りになるだろう」というのがもっぱらの見方だった。要望を出したといっても、「ダメもと」あるいは「一応、形だけ」という色合いが濃かったようだ。

ところが、多くの見方に反して、高難度の腹腔鏡下肝切除と、腹腔鏡下膵頭十二指腸切除は、二〇一六年の診療報酬改定で保険の適用が認められた。学会幹部にとっても寝耳に水だったようで、腹腔鏡手術に慎重なベテラン外科医の間で要望の撤回を求める声さえ上がったほどだ。

慎重派だけでなく、推進派の関係者にとっても意外な判断の背景について、厚生労働省の関係者は語る。

「野放しにすると、どこで何があるかわからない。とりあえず保険という甘い汁でおびきよせて、どこで誰が何例やっているかというのを把握したほうがいい。官僚だったらそう考える。どこで何をやっているかみんなわからないので、とりあえず届け出てもらって、情報を集める」

それまでのように野放しにしておけば、全国での実情が把握できない危うさがある。保険診療にしてしまえば、一定のコントロール下で行われるようになるから安全性は担保しやすい、という考え方である。また、二〇一六年に保険適用された高難度肝切除と膵頭十二指腸切除の腹腔鏡手術は、どこでも行ってよいわけではなく、実施できる医療機関に異例の厳しい条件が付き、学会やNCDへの事前登録も必須とされた。NCDは通常、事後に登録する仕組みだが、例外的な扱いだ。学会の登録制度はのちに終了し、NCDへの事前登録に一本化されている。

ただ、腹部手術で最高難度とされる膵頭十二指腸切除に関しては、肝胆膵外科医の間でも、腹腔鏡手術で行うことに反対する意見が根強かった。開腹でも死亡率の高い手術であるうえに、そもそも膵臓がんは早期発見が難しくて、見つかったときには手術できないほど進行している例が多く、手術できたとしても多くが三年以内に再発するという予後の悪いがんである。それだけに、傷が小さくて済むといった腹腔鏡手術のメリットがどれほど意味のあるものなのか、という議論がどうしてもついて回る。なかには、「普及するとしても、それまでの過程でまた犠牲者が出るのは目に見えている」という厳しい見方をする肝胆膵外科医もいた。というのは、この手術を安全に確実に行える外科医はそもそも決して多くはないからだ。

もう一つの注目点は、腹腔鏡手術の診療報酬が、開腹に比べ非常に高く設定されているということだ。肝切除は、切除範囲に応じて手術料に当たる診療報酬点数が決められているが、腹腔鏡手術には、いずれも開腹手術よりはるかに高い点数が付いている。二〇一六年時点での膵頭十二指腸切除の診療報酬を例にとると、開腹の場合は七万七九五〇点（一点＝一〇円）なのに対し、腹腔鏡は一五万八四五〇点と、二倍の高額なのである。「病院から見ると、この点数は、『やれ』ということなんですよ。積極的に推進するような点数になっている」（大学病院の肝胆膵外科医）というほど、インパクトのある金額なのだという。

当初、膵臓内視鏡外科研究会は、腹腔鏡下膵頭十二指腸切除が保険で行える条件を満たす病院は、全国で二〇施設余りと想定していた。しかし、結果として、実施を希望してNCDに事前登録を申し出た病院は、全国で五四施設に及んだ（二〇一七年度）。高額な診療報酬が影響した可能性がある。

群馬大学病院が日本の医療を変える

一連の医療事故によって特定機能病院の承認を取り消された群馬大学病院も、再発防止策の一環として、死亡例の全例チェックや、新しい治療法を導入する際の安全面、倫理面の審査に取り組み、重大事故の連鎖につながったさまざまな診療上の問題を改善すべく、一歩一歩前進を続けている。

上田委員会の報告書の終盤三分の一は、再発防止に向けた提言が占めた。具体的には、第一外科と第二外科の統合、一人の医師に手術を任せきりにするような閉鎖的な体制への反省として、複数の医師がチームで診療を管理すること、相互チェックによる手術適応の厳格化、インフォームド・コンセント文書の定型化、カルテ記載の点検、症例検討会の定期開催、倫理審査体制の適正化など、多岐にわたっている。

問題の発覚後、病院は二〇一五年四月から改革を始めており、上田委員会の報告書が出た時点で、すでに実行されていたことも多い。たとえばインフォームド・コンセ

ントは、治療内容によって定型化した書式の文書をあらかじめ作成しておくようにな
った。

ほかにも、二〇一七年度から、新たに医療安全の講座や先端医療開発センターを設置している。大学院医学系研究科に新設する医療の質・安全学講座は、学生らに対する医療倫理や安全管理教育を強化するもので、周辺の他の医療機関の医師らも学べる体制づくりをする。先端医療開発センターは、新しい医療技術や未承認薬を医療現場で使う場合の安全対策を主に担当する。

上田委員会は、患者参加の促進も提言した。

一連の問題には、患者や家族が、診療内容について事実を知らされていないという弊害が現れていた。そんなことが起こらないよう、報告書は、入院中から患者や家族が電子カルテにアクセスして閲覧できるシステムを整備するよう求めた。遺族にも事故の再発防止に一役買ってもらおうと、事故の教訓を風化させないための記念行事への参加や、院内に設置する医療事故調査委員会や倫理委員会など各種委員会の外部委員として登用するアイデアも提案された。これを受け、群馬大学病院は、医療事故を経験した患者やその家族を講師に招いた職員対象の研修を実施するなど、患者参加に関する取り組みも、徐々に実行していく。

組織改革のためには、「医学部出身者でない学長により改革が主導されることが必

要である」と提言した。医学部の旧態依然としたしがらみを断ち切るのが目的だ。上田委員会は報告書で、「向こう5年間程度は、そうした体制を継続することが望まれる」と注文を付けてもいる。これを受け、二〇一七年春に交代する予定だった学長は、工学部出身である平塚浩士の続投が決まった。平塚は二〇二一年春までの六年間、在任することになる。

そもそも平塚の学長就任は、問題が発覚した翌年の二〇一五年春、学長に就任予定だった病院長の野島美久が土壇場で辞退したため急遽決まった経緯があり、任期は通常の半分とされていた。本人も初めのうちは、「私は二年間のショートリリーフ。その後は考えていない」と公言してはばからなかった。平塚に続き二〇一七年に新たに学長となるのが有力視されていたのは、医学部教授で副学長だった和泉孝志である。しかし、和泉は第二外科の問題が発覚した当時の医学部長でありながら何ら責任を問われていないことから、学長就任には学内でも批判的な意見があった。

千葉県がんセンターも、徐々に改革を具体化している。

代表的な例を挙げると、一連の事故を検証した第三者委員会で会長を務めた多田羅浩三が強く推奨した「セカンドオピニオンセンター」が設置された。ほかの病院の患者が第二の意見を求めてやってくるセカンド・オピニオン外来を設ける病院は多いが、それだけではなく、自分たちの病院にかかっている患者が、ほかの病院でセカンド・オピニオンを受けたい場合の支援をする。セカンド・オピニオンを普及させることが、この取り組みの究極の目標であるという。「患者を守る」という視点から、重要な活動である。

重大な医療事故は、それ自体は本来、決してあってほしくないことではあるが、真剣に検証して教訓として生かせば、のちの医療のために大きく貢献しうるものとなる。その担い手になるチャンスが、群馬大学病院や千葉県がんセンターに与えられたと言えるのではないだろうか。

イギリスのブリストル王立病院で、一九八四年から一九九五年にかけて心臓の手術を受けた子どもが次々に死亡するという医療事故があった。群馬大学病院で起きた出来事は、このケースとよく似ている。両者は、特定の医師による手術で患者の死亡が続発し、医療ミスというより医療の質が問われたという点で共通している。イギリスでは大規模な調査が行われ、医療体制や外科医の能力評価など、その後に行われたさまざまな医療改革の契機となった。イギリスの学術誌「ブリティッシュ・メディカル・ジャーナル」（一九九八年六月）は、これを評して「すべては変わった、完全に変わった、ブリストル事件によって英国医療は変容する」と書いたという。

上田委員会の報告書最終章には、ブリストル王立病院事件を引用しつつ、こんな一文が添えられている。

「すべては変わった、群大病院の医療は完全に変わった、群大病院の経験によって日本の医療は変容する」となることを祈念してやまない。

※本文中の敬称は一部省略させていただきました

あとがき

「結果として、患者さんを救命できなかったことについては医師として大変残念に、また、おつらい思いをさせてしまったことについては申し訳なく思っております」(執刀医)

「医師として生じた結果については忸怩《じくじ》たるものがありますし、ご遺族の皆様には、おつらい思いをさせて申し訳なく思っております」(教授)

群馬大学病院旧第二外科で問題になった執刀医も診療科長の教授も、手術後に患者の死亡が続いたことは、「やむを得なかった」という認識をいまも変えていないように見える。一部の遺族が弁護団を通じて送った質問状への回答を読む限り、上田委員会の調査報告書に書かれた数々の問題点に関する指摘をそのまま受け入れてはいないのではないか、と窺《うかが》わせる点が多々ある。

冒頭の謝罪の言葉からは、どのような書き方をするか双方で申し合わせたことがありありと見て取れる。診療において、またその指導において、自分自身にそれほど落ち度があるとは認めていない気配を感じずにいられない。

執刀医や教授本人にはこれまで、折に触れ取材を試みた。

代理人を通じて正式な申し込みもしたが、返事はもらえないままになっている。彼らは一連の問題について、実際のところどのように考えてきたのだろうか。周囲の人々から、「穏やかでまじめ」といわれる執刀医、「話しやすくて、いい人」といわれる教授。彼らはどんなことを考えながら、このように深刻な事態に向き合ってきたのだろう。

弁護団に交渉を委任している遺族は、執刀医や教授に直接会って説明してもらいたいと求めてきた。調査報告書が公表されてからちょうど一年後の二〇一七年七月三〇日、ようやく初めての面談が実現し、八月にかけて何度か話し合いが持たれると聞く。

二〇一六年八月、群馬大学が関係者の処分を発表し、執刀医は懲戒解雇、教授は諭旨解雇とされた。大学側は、解雇という最も重い処分であると強調した。だが、取材に応じた遺族は、「こんなに大きな問題を起こしても、これまで通り医師を続けられるのですか？」と驚きの声を上げた。聞くところによると、二人は大学病院を辞めてから、それぞれ群馬県内の別の医療機関に勤め、手術こそしていないようだが、医師として診療を続けているということだ。遺族の幾人かは「医師としてのペナルティーが何もないというのは本当ですか?」と、信じられない様子を見せた。「警察は動かないものなのですか?」という疑問を投げかけた人もいる。

医療事故により患者が死亡したとき、医師をはじめ医療従事者が業務上過失致死罪で起訴されることはいま、ほとんどないと考えられている。二〇〇四年、福島県立大野病院で帝王切開手術を受けた妊産婦が死亡し、二〇〇六年になって、執刀した産科医が逮捕、起訴された。これには医療界が猛反発し、結局、産科医は無罪となった。この事件以来、医療事故が刑事事件化することに対しては、特別に慎重になる空気が広がり、現在に至っている。遺族のなかには、刑事罰を科してほしいと望む心境を打ち明けた人もいたが、現実には、今のところそのような動きは見られない。

厚生労働大臣には、問題のある医師を処分する権限があり、有識者からなる医道審議会が審査したうえで処分を決めるという仕組みがある。しかし、この処分は、窃盗事件を起こしたとか、飲酒運転による交通事故やわいせつ事件を起こしたとか、診療とは関係のないところで刑事罰を受けた医師が主に対象になっているのが実情だ。二〇〇二年から、刑事罰を受けていなくても深刻な注意義務違反により医療事故を起こした例は処分の対象とされてはいるが、実際に処分されることは非常にまれである。

るのも当然だ。

遺族の間に、「交通事故で数ヵ月の医業停止処分になることがあるというのに、診療でこれだけの問題を起こしても何もないとは、理不尽ではないか」という疑問が生じるのも当然だ。

遺族側の弁護団が存在することで、群馬大学病院の問題はすでに民事訴訟になっているのではないか、と一般に思われている面もあったようだが、今のところそうではない。遺族は、まずは直接、執刀医や教授の説明を聞かないことには始まらないと考えており、大学側はすでに補償の意向を示しているものの、それに対する態度を保留している。弁護団に交渉を委任している遺族以外では、すでに大学からの補償金を受け取り、事態を終結させた人たちもいる。悩み抜いたすえ、最近になって弁護団に相談した遺族もいる。いずれにしても、容易に終わらない苦悩と葛藤が、それぞれの遺族の人生に暗い影を落としていることに変わりはない。

ある患者の家族は、手術後に付け始めた闘病日誌に、

「奈落の底に幾度落されたら良いのだろうか」

と記していた。重い合併症による凄絶な苦痛と闘い続ける患者に、なすすべもなく絶望的な気持ちで寄り添った家族にとって、それは共通の思いだったのではないだろうか。それから数年の歳月を経ても、遺族の心の傷は、第三者が想像する以上に深い。その痛みはいまも、遺族をさいなみ続けているのかもしれない。遺族たちの苦し

みが今後、少しでも癒えることを願ってやまない。

共謀罪の審議や森友学園、加計《かけ》学園問題に揺れた二〇一七年通常国会で、地味だがすべての国民にとって重要な法律案が可決、成立した。特定機能病院の安全管理を強化する改正医療法である。

群馬大学病院で起きた手術死の続発や東京女子医大病院の医療事故を教訓に、大学病院のように高度な医療を担う病院は、医療安全対策も高水準であることを求めている。特定機能病院の医療安全強化は、厚生労働省が承認要件を厳格化することですでに実行されているが、その方針を法律として明文化した。現場の意識がルールに追いつくまでには、もしかすると少し時間がかかるかもしれない。だがゆくゆくは、このことが、特定機能病院だけでなくすべての病院に浸透し、医療界の常識として根付いてほしいと思う。

新聞報道もこの本の執筆も、遺族の方々のご協力はもちろんだが、情報を提供してくださった多くの関係者のお力添えなくして成立しえないものだった。リスクを負いながらも話してくださったのは、医療を改善したいという強い思いからだったろう。そうした方々に対し、深い敬意と惜しみない感謝を捧げたい。一連の取材は、鈴木希《のぞみ》さん、上村《かみむら》健太さん、染木《そめき》彩《あや》さん、石原宗明《ひろあき》さんら前橋支局のメンバー（当時）のほか、山口博弥《ひろや》さん、渡辺理雄《みちお》さん、佐々木栄さんら読売新聞の仲間に支えられた。氏名を挙げることは固辞されたが、重大な局面で相談に乗り、的確なアドバイスをくださった敬愛する先輩記者もいる。出版にあたっては、講談社の浅川継人さん、小野祐二さんにご尽力いただいた。皆さんに、深くお礼を申し上げる。

そして、事実を知らされないまま無念のなかで生涯を閉じた患者さんたちのご冥福と、遺されたご家族の幸福を、改めて心から、心からお祈りしたい。

二〇一七年八月　高梨ゆき子

あれから――文庫版あとがき

単行本の『大学病院の奈落』が刊行されて数日後のことである。

群馬大学病院で、上田委員会への「改革達成状況の報告会」が開かれた。二〇一七年九月一日。前年の七月三〇日に公表された調査報告書には、委員会の提言した対策が実行されているかどうか、一年後に進行状況を確認すると書かれており、その約束を果たす日だ。病院を視察した後、委員会は記者会見に臨んでいる。

委員長の上田裕一さんが、講評の口火を切った。

「調査報告書で示した改革提言の八割近くで、九〇％以上の達成率だと思います」

拙著の本文にある通り、報告書は大まかに「事実経緯」「検証結果」「再発防止に向けた提言」の三つのパートからなる。「提言」は多岐にわたるが、第一外科と第二外科の統合をはじめとする体制面での整備と、カルテ記載のチェック、倫理審査の手続きの明確化など、診療における改善策はかなり実行されていて、高い評価の根拠となった。

続いて委員それぞれが感想を述べた。

「なかには想像を超えて改善された部分もありました。他の大学病院が置いていかれるのではないかと思ったくらいです」

「これだけの改革をしたのだから、病院長は、全国の大学病院で医療安全について講演をして回ったらよいのではないですか」

順繰りに賛辞を送るような格好になった。聞いている私のほうも、「ああよかった、よかった」とすっかり同調する気持ちになっていた。無意識のうちに、ストーリーとしての収まりの良さに安堵する気分だったのかもしれない。

そんな場の雰囲気が、ある委員の発言によって一変した。

「患者参加の医療を進めるための提言は、ほとんど実現できていませんでした。僕は、たいへん残念な結果だと思っています」

自らも医療事故で我が子を亡くした勝村久司さんだった。

賞賛ムードのなか、勝村さんがあえて問題にしたのは、「提言」の一角を占める「患者参加の促進」という部分である。

私自身も取材で実感したことだが、遺族は、亡くなった家族が受けた医療について正しい理解ができていなかった。事実を知らされていなかったからだ。執刀医は説明したと主張しているというが、そうだとしたら、年代も背景もさまざまな多くの人たちが、ことごとく似たような誤解、あるいは聞き逃しや記憶違いをしたことになるが、果たしてそうだろうか。こうしたことを防ぐために、入院患者が家族も含めて自分の電子カルテを自由に閲覧できるシステムをとり入れることや、カンファレンスへの参加、インフォームド・コンセントの録音などが提案されていた。一連の医療事故で亡くなった人の遺族に、病院改革へ加わってもらうこともそうだ。

これらは、委員に勝村さんがいたからこその提言だったろう。

勝村さんは、妻が出産のとき医療事故に遭い、生後間もない長女を亡くした翌年の一九九一年、行われた医療の内容を確かめようと、病院が診療報酬を請求する際に提出したレセプト（診療報酬明細書）を見たいと考えた。だが、それを拒まれたことに疑問を感じたのがきっかけで、のちに「医療情報の公開・開示を求める市民の会」の活動を始めている。受けた医療に関する記録を、当事者に見せないのが当たり前という不可解な現実を変えようと、正面から向き合ったのである。人びとの地道な努力が実り、レセプトもカルテも開示されるようになって久しい。

それよりさらに踏み込んだ群馬大学病院への提言は、患者と病院との情報の共有をいっそう進めるものだ。たとえば、入院中に患者がリアルタイムで自分のカルテを見られるようにすれば、何か間違いがあっても見つかりやすく、疑問を早めに解消するきっかけになるので、医療の安全や質の向上に役立つ。「患者参加の促進」の提言には、そんな狙いがある。

　上田委員会の報告書ができてから一年あまり経った時点で、数ある提言のうち、勝村さんが思いを込めて盛り込んだに違いないこの部分だけが、すっぽりと抜け落ちたかのようにほとんど前に進んでいなかったのだ。

　診療における改善点は、いわば「本来できていなければならないことができていなかった」ことを適正化したものである。それに対し、これらはほかの病院でもほとんど行われていない。「さすがにそこまで求めるのは無理があるのではないか」という空気が、委員の間にさえあった。記者会見の会場にいた病院関係者のなかには、少々辟易《へきえき》したような態度を見せている人もいるように見えた。私は内心ヒヤヒヤする思いでいた。報道を通じて改革を求めてきた私自身、「今になってそこまで言って大丈夫かな」と揺らぐ気持ちがあったせいだと思う。

　しかし、病院改革は、この部分においても前進することになる。

　翌二〇一八年、入院患者と家族のためのカルテ自由閲覧システムの導入が決まったのである。この年には、インフォームド・コンセントの録音も始まった。遺族が委員に加わった「患者参加型医療推進委員会」が設けられ、患者が参加して医療の安全や質の向上を進めるための話し合いの場が、定期的に開かれるようにもなっている。

　ここまで来るには大きな生みの苦しみがあったことを、学長だった平塚浩士さんがのちに明かしている。二〇二一年春、退任を前にした読売新聞前橋支局のインタビューで、このように語ったのだ。

「医療の透明性を確保するために、患者への説明の録音やカルテの開示を提案しましたが、当初は強い反発を受けました」

「患者が希望すればカルテをいつでも見られるようにしました。カルテが一つの手がかりとなり、患者の安心にもつながる。でもこれは、患者だけでなく、医師が『伝えた』と自信を持って言え、医師自身を守る仕組みにもなる。このことを教授会などの場で粘り強く説得しました」

紆余曲折を経ながらも、ほとんどの病院で手つかずの新しい試みまで実現させるとは、私自身も予想していなかった。

診療の面でも、確かに大きく変貌を遂げているようだ。

問題になった外科の分野では、二〇一五年に肝胆膵外科の教授に就任した調憲さんが病院の外科診療を統括するトップにもなり、改革の指揮を執った。二〇一九年の秋、私は、調さんを中心とした臨床現場の状況を取材する機会を得ることになる。きっかけは思わぬ出来事だった。

日本テレビで解説委員を務めた高田和男さんが主宰する勉強会の講師に、調さんと、旧第一外科の肝胆膵外科医で、のちに調さんの部下となった新木健一郎さんが招かれており、私も聴講させてもらったのだ。頑張っている群馬大学病院を応援しよう、といった趣旨の企画であったと思う。勉強会の参加者には、医学界の重鎮と言えるようなベテランの医師も多かった。調さんは、批判的な報道にさらされ、逆風のなかでいかに苦労して改革を進めてきたかを語った。新木さんは、現場を引っ張る中堅医師の立場から、取り組んできたことについて丁寧に話していた印象だった。

ただ、聞きながら私は、ほんの少しひっかかるものを感じてもいた。講演後に設けられた質疑応答の機会に、手を挙げようかと思いながらわずかに逡巡《しゅんじゅん》した私より早く、別の人が質問に立った。

「あの医療事故は、問題になった医師個人にとどまらず、病院全体のガバナンスの問題でした。そのことについてどう考えているんですか」

がん研有明病院で院長を務めた山口俊晴さんだ。胃を専門とする外科医として、腹腔鏡手術を推進してきた医師の一人である。京都府立医大からがん研に移って間もない二〇〇〇年代初頭以来、医療の安全性向上にも積極的に取り組んできたという。

続いて手を挙げたのは、元厚生労働大臣で、参議院議員（現参議院議長）の尾辻秀久さんである。

「反省しているように聞こえなかった」

さらに手厳しいコメントだ。

私は質問しそびれたままになった。終了後、山口さんに真意を尋ねると、こんな答えが返ってきた。

「彼らが頑張っているのは、間違いないと思います。しかし、群馬大で何があったのか、忘れてほしくない。厳しいとは思いましたが、あえて発言しました」

居合わせたほかの外科医からも、共感の声が上がった。

帰り際、駆け込んだエレベーターには、偶然にも調さんが乗り合わせていた。講演中の様子とは打って変わって、浮かない表情だ。真の胸の内はわからないが、気持ちが重く沈んでいくのを抑えられずにいたのではないだろうか。おそらく少し反論したい思いも抱えながら、信頼を勝ち得るまでの道のりがまだ長いことを悟って、気の遠くなるような失望感も覚えていただろうか。

私は取材を申し込んだ。

「先生たちの改革の結果を、見せてください」

彼らのもとで肝臓の手術を受けたという前橋市内の男性に話を聞いた。男性の口から出た病院の印象は、それだけで変化を窺わせるに十分なものだった。

「あの病院は、科と科の横のつながりがいいんです。いわゆる縦割りじゃないんですよね。医師とか看護師とかスタッフ同士の連携もよくて、チームの誰に聞いても、私の状態をよく把握してくれていました」

この男性にとって、群馬大学病院に入院したのは初めてのことである。過去に医療事故が問題になったことは聞き覚えているものの、詳しくは知らない。そんな男性の目に映った彼ら彼女らの仕事ぶりは、すでに「群大の特徴」になっていた。かつて、手術後の患者が次々に亡くなっていた頃、正反対と言ってもいい状況だったことは、本書をお読みいただいた通りである。

家族や親戚が大反対するなか、肝臓を切除する腹腔鏡手術を受けたという埼玉県の男性は、選択の決め手となったのは、診察した女性医師の言葉だったと話した。

「問題があったからこそ、私たちは無理をしません。ほかの病院より厳しい基準で、安全に手術できるかどうかを判断しています」

この手術を執刀したのは新木さんだった。治療の経過を詳しく取材しながら、私は、彼の目指す外科医像についても尋ねている。新木さんは、こんなふうに語った。

「患者さん自身が本当に手術を受けたいと思っているのか、気持ちを汲み取れる外科医でありたい。技術は、そのうえで発揮すべきものだと考えています」

群馬大学病院の近くに住む女性は、膵臓の手術を受けるために入院したときの経験を話してくれた。その一〇年ほど前にも、別の病気で入院したことがあるという彼女は、入院生活の変化にすぐ気づいた。

以前は、教授回診の知らせがあると、患者はベッドに正座してかしこまり、部下を引き連れた教授の形ばかりの巡回をやり過ごさなければならなかった。

「『白い巨塔』みたい」

内心でちゃかしながら、何とも言えない権威的なイメージに抵抗感を覚えたそうだ。二度目の入院では、教授である調さんは回診のとき、患者の体調に合わせて自分のほうが腰を低くして、穏やかに話しかけてきた。いたわりの気持ちが伝わってきて、病気への不安がやわらいだという。彼女は断言した。

「群大は前と全然違います」

カルテ自由閲覧システムを実際に使った人もいた。

群馬県内にある実家の父親が肝臓の手術を受けたという女性は、病院を見舞うたび父親のカルテを閲覧して経過を追った。東京都内の大学病院で看護師をしている彼女は、患者やその家族に「カルテを見たい」などと言われると、疑われたような気持ちになる医療従事者の心理も重々承知している。しかし、自分が当事者となったからこそ、理解できたことがあった。

「父を、ちゃんと診てもらえていると確認できたのは、安心感につながりました」

説明の一部を聞き逃したら、カルテを見て確かめられるのもよい点だったという。

この取材で話を聞いたのは、患者や家族のごく一部に過ぎない。しかも医師の側から紹介してもらった人たちである。とはいえ、それを差し引いたとしても、取材に応じてくれた方々が語った体験談は、以前とは違う病院の姿を映していた。

二〇一八年に発足した患者参加型医療推進委員会の委員となった遺族は、遺族会代表の木村豊さんと小野里和孝さんである。

二人とも、遺族による最初の記者会見から匿名でメディアに出ていたが、単行本の執筆後に、亡くなった家族も含めて実名を公表している。木村さんは腹腔鏡手術を受けた父親の木村貞治さん（享年八〇）を亡くした。小野里さんは膵臓の手術後に妹の美早さん（享年二五）を亡くし、単行本では、兄妹は「岡田健也」「麻彩」という仮名で登場している。文庫版では、それぞれ実名で表記した。

委員会は、希望する一般市民が傍聴もでき、議事録は病院のウェブサイトで公開されている。木村さん、小野里さんら遺族会の求めで実現した。彼らのことは、梶浦明裕さんら弁護団の有志が、補償交渉が終わっても無報酬で支え続けている。

あるとき、委員会で小野里さんは「喜ばしい報告がある」と切り出した。

美早さんをかわいがっていた伯母が、群馬大学病院に入院して手術を受けた。かかりつけ医に大学病院を紹介すると言われたとき、伯母は強く拒んだ。

「美早をあんな目に遭わせた群大だけは絶対に嫌」

そうは言っても、県内で高度な治療ができる病院はほかにない。説得されて泣く泣く入院した。ところが、伯母を見舞った小野里さんは、笑顔でこう言われたという。

「病院の人たちはとても対応がよくて、説明もわかりやすかったよ。納得いく医療が受けられて、ここに来て本当によかったと思ってる」

病院側は、彼女が美早さんの親族であるとは知る由もない。過去の経緯を気にした「特別扱い」ではなかったはずだ。このエピソードも、病院の変化を物語っていた。

しかしながら、遺族たちはこの後、楽観するにはまだ早いことを思い知らされる。

二〇二〇年の初め、病院長（当時）が医学部の同窓会誌に発表した寄稿がインターネット上に公開された。その内容は、遺族の心を逆なでした。

「（特定機能病院に再び承認されたことを報告して）この5年間これだけを目標に努力し……」

「（執刀医と診療科長は）決してずさんな診療をしていたのではなく、手術を希望して受診した進行がんの方のご希望に応えるべく努力し、また病院の経営に寄与するつもりであったことは私が知っています」

特定機能病院は、高度な医療を手がける医療機関として診療報酬が優遇される。＝（ ）内は筆者注　大学病院はたいてい、この承認を受けているが、群馬大学病院は一連の医療事故が原因で取り消され、二〇一九年四月、四年ぶりに改めて承認されている。その朗報を同窓会員に知らせるのが寄稿の目的だったろうが、遺族の目に触れたそれは、こんな印象を与えた。

「特定機能病院に承認されるために、仕方なく改革に取り組んでいたのか」と。

木村さんは次のように語った。

「死亡例が多いというだけで、病院や医師が悪いとは思いません。患者や家族が、成功率が低くても治る可能性が少しでもある治療法に賭けて、医師も成功させるためにできる限りの努力をしたけれども残念な結果に終わったとしても、感謝はしても悪く言うことはないと思います。問題は、患者に対してその術式が必要だったのかということ。医師がしたい術式へ誘導し、納得させて手術した結果、死亡例が続いたことに問題があったのだと思っています」

木村さんの言葉に、ことの本質が詰まっている。

患者の命や健康、そして幸せを第一に治療を選んで手を尽くしてもらったのに、結果が悪かったということだけを捉えて、非難しているのではないのである。このことが病院側に通じているのか。遺族は不安に思ったのではないだろうか。この一件は、執筆した病院長本人が遺族に面会して謝罪し、寄稿を削除することで一応の決着を見た。調査の終了から数年が経過し、新型コロナウイルスの猛威が国内にも吹き荒れ始めていた折のことである。

こんなに頑張っているのになぜいつまでも批判されるのか。直接手を下したわけでもないのになぜ一緒にされなければならないのか。世間は何もわかっていない――。関係者のなかに、そんな思いがあるのかもしれない。

ただ、「頑張っている人」に厳しいことを言うのもまた痛みを伴い、勇気を必要とする。「過去は水に流して、適当なところで丸く収めましょう」という空気に流されやすいのは、ある意味、日本人らしさでもあるだろうか。それでも、言うべきことを、言うべきときがある。遺族、そして勝村さんも山口さんも、それを臆せず実行したのだ。これまでの出来事を振り返って、私はそのことの意味を考えさせられた。

遺族が繰り返し語る願いは、実はシンプルなものだ。小野里さんが、親族のエピソードを話した委員会の後、語っていた言葉が象徴的だと思う。

「医療事故のことは絶対に忘れないし、忘れないでもらいたい。でも、それを教訓にして改善してくれているなら、本当にうれしいです」

過去を忘れないで、将来に生かしてもらいたい。なぜなら、愛する人の苦しみを無駄にしないでほしいから――。それは群馬大学の例に限らず、この十数年、私が出会った医療事故の遺族の多くが口にした、共通の願いである。

二〇二三年三月　　　　　高梨ゆき子

◆主な関連記事（いずれも読売新聞東京本社版）

腹腔鏡手術後8人死亡　高難度の肝切除　同一医師が執刀　群馬大病院（2014／11／14朝刊1面）
腹腔鏡手術後死亡　厚労省　群大病院調査へ　病院長謝罪　保険外の肝手術56件（2014／11／14夕刊1面）
群大病院死亡「簡単な手術と言われ」遺族、説明不足に不信感（同社会面）
群大病院死亡　手術後　急速に容体悪化　肝機能検査　怠った例も（2014／11／15朝刊社会面）
論点スペシャル・腹腔鏡手術　リスクないのか？　金子弘真・東邦大教授／川崎誠治・順天堂大教授（同解説面）
群馬大病院死亡　腹腔鏡　保険手術と偽る　診療報酬不正請求か（2014／11／16朝刊1面）
連載「腹腔鏡の光と影」上・中・下（2014／11／16～11／18朝刊社会面）
手術成績「おおむね良好」執刀医ら　7人死亡後に学会発表（2014／11／17朝刊社会面）
腹腔鏡　死亡数調査へ　群馬大問題　全国214施設検証　肝胆膵外科学会（2014／11／21朝刊1面）
腹腔鏡　全手術調査へ　外科学会　消化器対象、2年分（2014／11／23朝刊社会面）
腹腔鏡手術　患者死亡後に「安全」認定　群大病院に医療評価機構（2014／12／5朝刊社会面）
腹腔鏡　死亡検証せず継続　群馬大病院　術後死拡大　要因か（2014／12／18朝刊1面）
手術への緊張感　欠如　群大病院　死亡症例検証せず　診療科全体に問題（同社会面）
「手術負担で容体悪化」患者8人死亡　群馬大病院が中間報告（2014／12／19夕刊1面）
手術継続　動機なお不明　群馬大病院　診療科を再編へ　中間報告（2014／12／20朝刊社会面）
開腹手術でも10人死亡　群馬大病院肝切除　腹腔鏡と同じ医師（2014／12／22朝刊1面）
群馬大病院　容体悪化後も「順調」執刀医説明　遺族「納得できぬ」（同社会面）

開腹10人死亡「調査必要」群大病院（２０１４／12／22夕刊１面）
開腹手術で死亡 遺族に説明 群大病院、新調査で方針（２０１４／12／23朝刊社会面）
スキャナー・手術申請 医師任せ 群馬大病院 術後死 倫理審査なし（２０１４／12／24朝刊３面）
群大病院立ち入り検査 厚労省 安全管理態勢など（２０１５／１／13夕刊１面）
スキャナー・死亡例放置 背景追及へ 群大病院立ち入り検査（２０１５／１／14朝刊３面）
腹腔鏡 肝手術調査 群大病院 死亡率６倍 13・79％ 平均は２％台（２０１５／１／16朝刊１面）
群大病院「腹腔鏡」同意書記述なし 死亡８人中２人 カルテ不備も（２０１５／１／17朝刊１面）
群馬大病院 遺族側が弁護団結成 死亡原因 独自に調査（２０１５／２／10朝刊１面）
論点スペシャル・新しい挑戦と医療倫理 群馬大病院問題を考える 天野篤・順天堂大教授／多田羅浩三・大阪大名誉教授／橳島次郎・東京財団研究員（同解説面）
群大病院 肝不全 再入院させず 翌日死亡 初の腹腔鏡手術（２０１５／２／12朝刊１面）
群馬大病院 腹腔鏡死亡「全例で過失」８人術後死 きょう最終報告（２０１５／３／３朝刊１面）
群馬大病院 死亡診断書に虚偽病名 がんと誤認 開腹３日目死亡（２０１５／３／３夕刊１面）
腹腔鏡 過失認め謝罪 死亡８症例 最終報告書（同）
スキャナー・院長「医師 適格性に問題」群馬大病院問題（２０１５／３／４朝刊３面）
群大病院調査「不十分」遺族弁護団 刑事告訴も検討（２０１５／３／７朝刊１面）
群馬大病院 執刀医の技術「稚拙」遺族側弁護団 ずさん同意書指摘（同社会面）
群大病院長 学長を辞退 手術後患者死亡で（２０１５／３／17夕刊１面）
腹腔鏡 倫理審査なし55％ 保険適用外 肝手術 死亡率５倍（２０１５／３／23夕刊１面）
腹腔鏡難手術 １割死亡 学会調査 肝臓・胆管切除の場合（２０１５／３／24朝刊１面）

解説スペシャル・難手術　安易に挑戦　腹腔鏡　学会調査（同解説面）
連載「腹腔鏡の波紋」上・中・下（2015／3／25・3／26・3／28朝刊社会面）
論点スペシャル・外科医の技量とは　幕内雅敏・日赤医療センター院長／長尾能雅・名古屋大教授／山口俊晴・がん研有明病院消化器センター長（2015／4／1朝刊解説面）
腹腔鏡報告書　無断修正　群大病院　外部委員の承認後（同社会面）
腹腔鏡死亡　群大病院　再調査へ　真相究明　新たに検証委（2015／4／3朝刊1面）
群大術後死　発表以外も　調査期間前　同じ執刀医　遺族「真相解明を」（2015／4／30朝刊社会面）
群大「特定病院」取り消しへ　患者死亡相次ぐ　東京女子医大も（2015／5／1朝刊1面）
特定機能病院　群大など取り消し決定（2015／5／28朝刊社会面）
腹腔鏡死亡　群大執刀医「十分に説明」　調査への反論文　遺族に（2015／6／20朝刊社会面）
群大術後死　新たに12例　計30例、専門医分析へ　調査委初会合（2015／8／31朝刊1面）
群大術後死　遺族に聞き取りへ　調査委「医師の説明　検証」（同社会面）
群大術後死　遺族が会見　第三者委に要望書提出「執刀医説明　手術ありき」（2015／9／26朝刊社会面）
特定機能病院　要件厳格化　厚労省　全死亡例報告、義務に（2015／11／6朝刊1面）
腹腔鏡手術　学会に報告　データ登録制度　肝切除の前後（2015／11／12朝刊1面）
連載　医療ルネサンス「群馬大手術死　遺族は今」①～⑤（2016／1／26～1／29・2／1朝刊生活面）
群馬大病院　第一外科も高死亡率　肝臓手術　全国平均の4倍（2016／3／27朝刊1面）
群大手術死　全50例で不備　実施は妥当　半数のみ　外科学会検証（2016／5／23朝刊1面）
群大手術死　遺族会結成　真相究明　病院に要求（2016／6／27朝刊社会面）
群大病院　改善策取らず　同一医師手術　8人死亡の2009年度　第三者委調査（2016／7／29夕刊1面）

腹腔鏡手術 保険請求「国が許可」 群大病院に文書 厚労省は否定（２０１６／７／30夕刊社会面）
第三者委報告 群大、患者の安全軽視 手術死続発を放置（２０１６／７／31朝刊１面）
スキャナー・手術数が限界 悪循環 群大 第三者委報告（同３面）
連載「教訓 群大手術死」上・中・下（２０１６／７／31・８／２・８／３朝刊社会面）
連載 医療ルネサンス「患者学 群大手術死の教訓」①〜⑤（２０１６／９／７〜９／９・９／13・９／14朝刊生活面）
特定機能病院の安全強化 医療法改正案を閣議決定（２０１７／３／10夕刊２面）
特定機能病院の安全管理を強化 改正医療法が成立（２０１７／６／７夕刊３面）
群大手術死 執刀医、遺族と初面談（２０１７／７／31朝刊社会面）
群大執刀医の処分要望へ 遺族ら「反省の色ない」説明会終了（２０１７／８／27朝刊社会面）
群大改革 調査委が評価 手術死問題 患者参加は不十分（２０１７／９／２朝刊社会面）
遺族「医師に行政処分を」 群大手術死 厚労省に要望書（２０１７／９／８朝刊社会面）
論点スペシャル・手術死問題 群大は変わったか 永井弥生・群大病院医療の質・安全管理部長／上田裕一・奈良県総合医療センター総長／川田綾子・医療の良心を守る市民の会事務局長（２０１７／９／20朝刊解説面）
群大手術死 患者説明 録音を開始 学長、遺族に直接謝罪（２０１８／１／23朝刊社会面）
群大病院 安全向上へ一歩 遺族参加委が初会合 会議や議事録 公開要望（２０１８／６／23朝刊社会面）
群大 カルテ自由閲覧導入 来年１月 院内端末 自分で操作（２０１８／10／22朝刊社会面）
スキャナー・信頼回復 カルテ閲覧で 群大 患者と情報共有（２０１８／12／16朝刊３面）
解説スペシャル・群馬大病院手術死 医師の再教育 機能不全（２０１９／２／６朝刊解説面）
群大 特定病院再承認へ 厚労省 手術死 改善策を評価（２０１９／３／30朝刊社会面）

群大手術死　医師処分求め署名6363人（2019／5／23朝刊社会面）
連載　医療ルネサンス「群大　改革に挑む」①～⑤（2019／11／20～11／22・11／25・11／26朝刊生活面）
群大手術死「ずさん診療ではない」病院長寄稿　遺族が反発、削除（2020／3／1朝刊社会面）
群馬大手術死　寄稿をおわび　病院長、遺族と面談（2020／3／19朝刊社会面）
トップインタビュー・群馬大学　平塚浩士学長　付属病院改革　どう進めた？「患者ファースト」徹底（2021／3／21朝刊群馬面）
群大病院で肝切除手術増　腹腔鏡問題以降「技術を確認して導入」（2022／5／17朝刊群馬面）

この作品は二〇一七年八月に小社より刊行されました。

|著者|高梨ゆき子　読売新聞論説委員。1992年、お茶の水女子大学卒業後、読売新聞社入社。山形支局、東京本社社会部、医療部などに勤務。編集委員を経て現職。群馬大学病院の腹腔鏡手術をめぐる一連のスクープにより、2015年度新聞協会賞受賞。本書で2018年度日本医学ジャーナリスト協会賞特別賞受賞。著書に『命のクルーズ』(講談社)。

大学病院《だいがくびょういん》の奈落《ならく》
高梨《たかなし》ゆき子《こ》
© The Yomiuri Shimbun 2023
2023年4月14日第1刷発行
2023年7月26日第3刷発行

発行者——髙橋明男
発行所——株式会社　講談社
東京都文京区音羽2-12-21　〒112-8001
電話　出版（03）5395-3522
　　　販売（03）5395-5817
　　　業務（03）5395-3615
Printed in Japan

講談社文庫
定価はカバーに
表示してあります

KODANSHA

デザイン—菊地信義
本文データ制作—講談社デジタル製作
印刷———株式会社KPSプロダクツ
製本———株式会社KPSプロダクツ

落丁本・乱丁本は購入書店名を明記のうえ、小社業務あてにお送りください。送料は小社負担にてお取替えします。なお、この本の内容についてのお問い合わせは第一事業局企画部あてにお願いいたします。
本書のコピー、スキャン、デジタル化等の無断複製は著作権法上での例外を除き禁じられています。本書を代行業者等の第三者に依頼してスキャンやデジタル化することはたとえ個人や家庭内の利用でも著作権法違反です。

ISBN978-4-06-531486-9

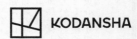

講談社文庫刊行の辞

二十一世紀の到来を目睫に望みながら、われわれはいま、人類史上かつて例を見ない巨大な転換期をむかえようとしている。

世界も、日本も、激動の予兆に対する期待とおののきを内に蔵して、未知の時代に歩み入ろうとしている。このときにあたり、創業の人野間清治の「ナショナル・エデュケイター」への志を現代に甦らせようと意図して、われわれはここに古今の文芸作品はいうまでもなく、ひろく人文・社会・自然の諸科学から東西の名著を網羅する、新しい綜合文庫の発刊を決意した。

激動の転換期はまた断絶の時代である。われわれは戦後二十五年間の出版文化のありかたへの深い反省をこめて、この断絶の時代にあえて人間的な持続を求めようとする。いたずらに浮薄な商業主義のあだ花を追い求めることなく、長期にわたって良書に生命をあたえようとつとめるところにしか、今後の出版文化の真の繁栄はあり得ないと信じるからである。

同時にわれわれはこの綜合文庫の刊行を通じて、人文・社会・自然の諸科学が、結局人間の学にほかならないことを立証しようと願っている。かつて知識とは、「汝自身を知る」ことにつきていた。現代社会の瑣末な情報の氾濫のなかから、力強い知識の源泉を掘り起し、技術文明のただなかに、生きた人間の姿を復活させること。それこそわれわれの切なる希求である。

われわれは権威に盲従せず、俗流に媚びることなく、渾然一体となって日本の「草の根」をかたちづくる若く新しい世代の人々に、心をこめてこの新しい綜合文庫をおくり届けたい。それは知識の泉であるとともに感受性のふるさとであり、もっとも有機的に組織され、社会に開かれた万人のための大学をめざしている。大方の支援と協力を衷心より切望してやまない。

一九七一年七月

野間省一